ぽっこりの最大の原因は内臓脂肪！

最速お腹《なか》やせレシピ

医学博士 奥田昌子
料理研究家 藤井 恵

マガジンハウス

気になるお腹ぽっこりの正体は――

「お腹周りがぽっこりしてきて、ウエストがきつい……」

お腹がぽっこりしてくると、お気に入りの洋服のサイズが合わなくなるだけでなく、年齢より老けて見えてしまったりといった見た目の問題も出てきます。

でも、そのぽっこりが、厄介な生活習慣病を引き起こす元凶になるとしたら、「まいっか」では済まない問題ですよね。

そもそも、お腹ぽっこりの正体とは、いったい何なのでしょうか？

それは、「内臓脂肪」です。

お腹に内臓脂肪がつき過ぎると、生活

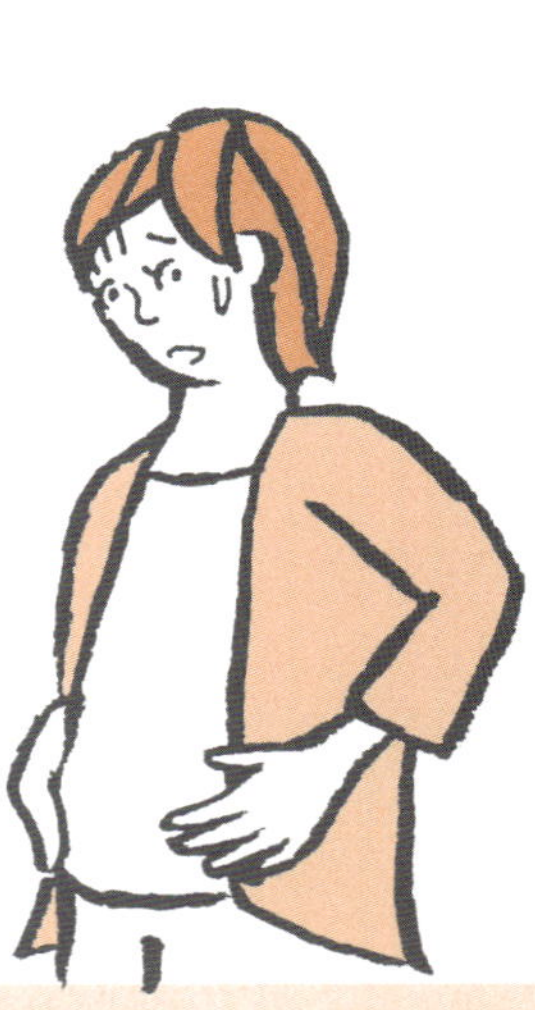

習慣病の元になる「メタボ（メタボリックシンドローム）」に陥ってしまい、健康寿命を縮めることになります。

体脂肪には、「皮下脂肪」と「内臓脂肪」の2種類あり、皮下脂肪は皮膚のすぐ下につきますが、「内臓脂肪」は内臓を覆うようにしてつきます。

肝臓や胃や大腸、小腸などの内臓は、腸間膜に包まれていますが、「内臓脂肪」はこの腸間膜にたまっていきます。

腹部CTスキャン検査でお腹の断面を見ると、皮下脂肪はお腹の表面をぐるりと取り囲み、「内臓脂肪」は内臓のすき間にぎっしりとこびりついています。

それらの余分な「内臓脂肪」を落とさない限り、生活習慣病の進行を抑えることはできません。

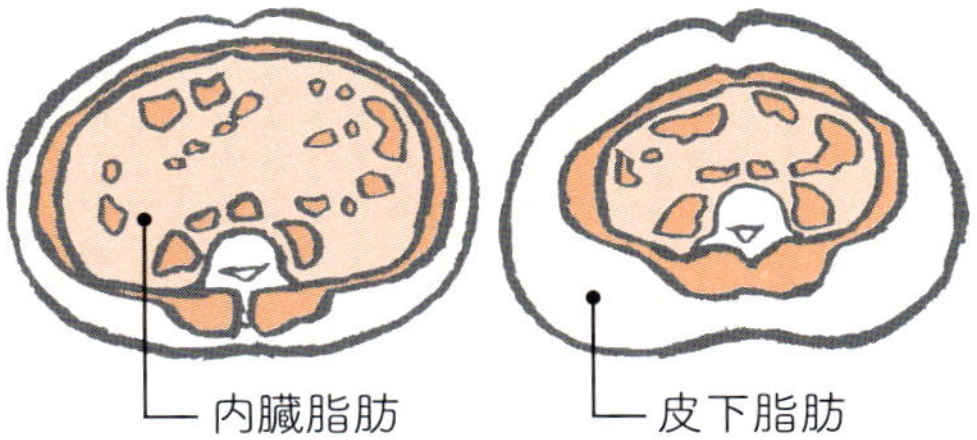

スリムな女性でも「隠れメタボ」が多い！

「私はたいして太っていないから、内臓脂肪とは無縁」と思っている方がいるかもしれませんが、そこに大きな落とし穴があります。**腹囲が基準値内で見た目がスリムでも、内臓脂肪がつき、脂質や血圧などの高い「隠れメタボ」が少なくないのです。**実際、全国にメタボ該当者が約９７１万人いるのに対し、隠れメタボは推計約９１４万人もいます。

しかも、女性のほうが男性の１・４倍も隠れメタボで内臓脂肪がついている人が多いといわれているので要注意です。

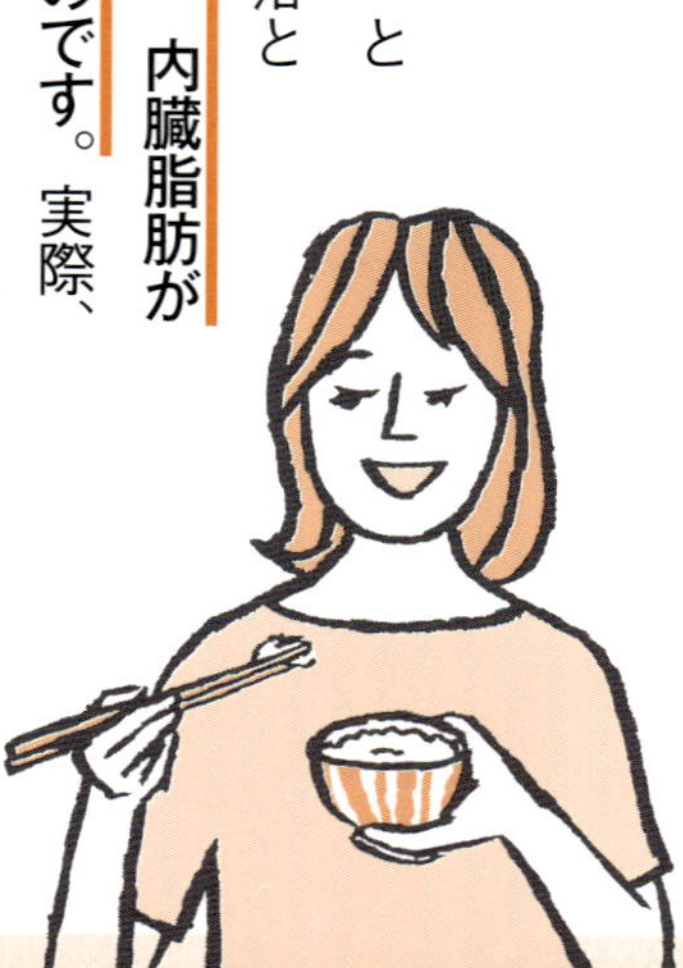

内臓脂肪は皮下脂肪より落としやすい

日本人は遺伝的に内臓脂肪がつきやすい体質です。太る時に欧米人は皮下脂肪からつきますが、日本人は内臓脂肪から先につきます。理由は、肉食中心の欧米人と違い、脂肪の少ない穀物や魚介を中心に食べてきた日本人は、脂肪を皮下に蓄える能力が発達していないから。また内臓を支える筋肉の力が弱いため、内臓脂肪で支える体質になったと考えられています。

幸い、**内臓脂肪はつきやすい反面、皮下脂肪よりも落ちやすいという特徴があります。**内臓脂肪は体内でエネルギーが不足すると、中性脂肪を吐き出す性質があるからです。

内臓脂肪はお腹の奥にべったりこびりついている頑固者のイメージがあるかもしれませんが、実は案外「働き者」で、うまくコントロールすればしっかり応えてくれる「正直者」でもあるのです。

この性質を利用すれば、内臓脂肪を賢く落とせます。

カンタン&美味しいお腹やせの秘訣

実際に、普段の生活の中でムリなく内臓脂肪を落とすにはどうすればいいのでしょう？　――答えは簡単です。**内臓脂肪に効く食事を摂ればよいのです。**

内臓脂肪を効率よく落とす食事にはずせないのが、「ご飯とみそ汁」「調理法」「食材」という3つのポイントです。

本書では、このポイントを踏まえて、内臓脂肪を最速で落とす60レシピを紹介。これらのレシピを普段の食事に取り入れれば、がんばってダイエットしなくても、自然に内臓脂肪を落とすことができます。面倒なカロリー計算や、過剰な食事制限、高価なダイエット食材、激しい筋トレも必要ありません。

「最速お腹やせ」の極意

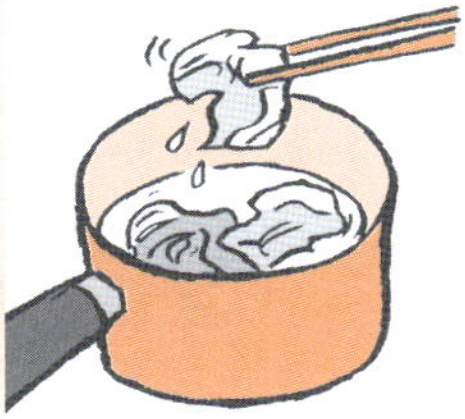

POINT 1

ご飯とみそ汁で落とす！

→ 詳細はP15

「主食は玄米、みそ汁は1日1食」が理想的です。内臓脂肪が増えると悪玉物質が増えますが、玄米も、みその原料の大豆も、悪玉物質を抑える善玉物質を増やしてくれる食品。たった2つのルールを実践するだけ！

POINT 2

調理法で落とす！

→ 詳細はP33

脂肪の多い肉は、摂り過ぎると内臓脂肪を増やす原因に。調理法を工夫さえすれば、肉の脂肪をうまく落とせます。鶏肉や豚肉を調理する際、あらかじめ脂肪分の多い箇所を取り除いたり、ゆでる・蒸すなどして脂肪を落とすことも。そのほか食材の切り方にもコツがあります。

POINT 3

食材で落とす！

→ 詳細はP57

内臓脂肪を落としやすく、つきにくい食材。代表的なのは、「海藻」「きのこ」「緑黄色野菜」「大豆食品」「青魚」と、こんにゃくなど「低脂質」の食材。アンチエイジングに役立つ成分も豊富なので、美しく健康的なお腹やせが実現します！

最速 お腹やせレシピ　目次

PART 1

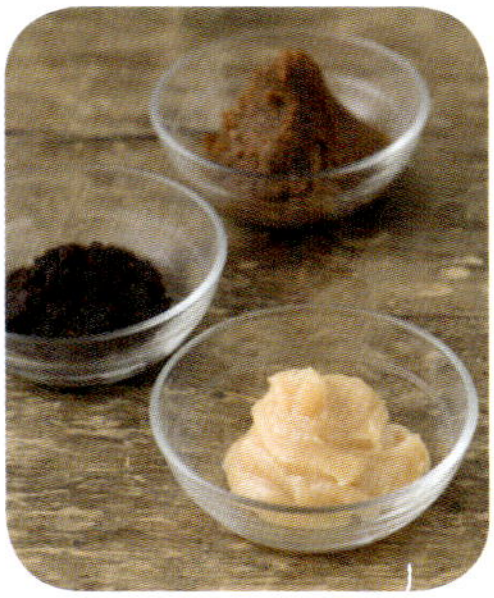

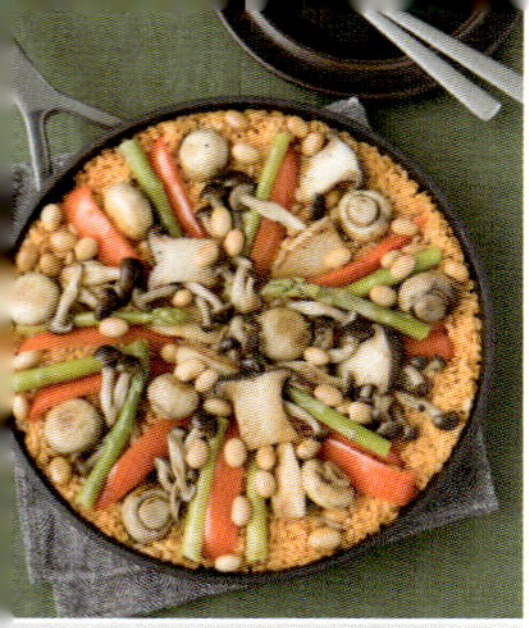

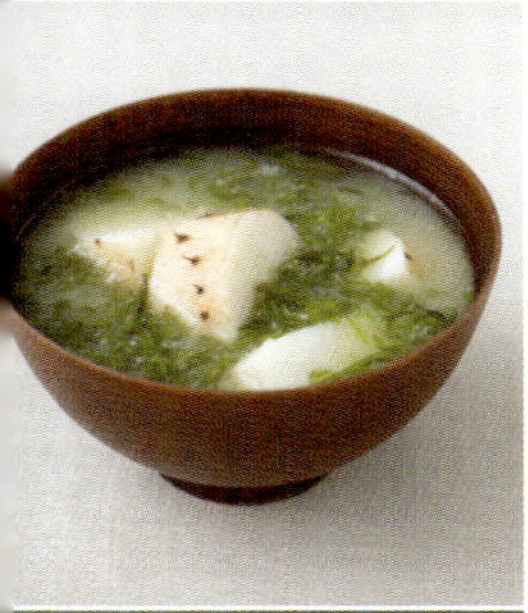

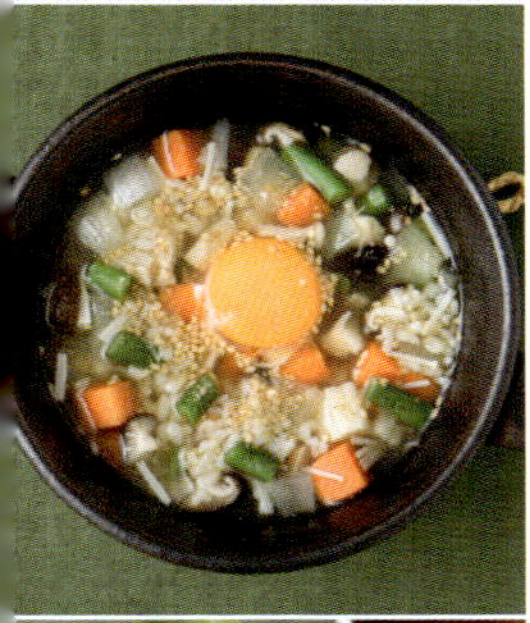

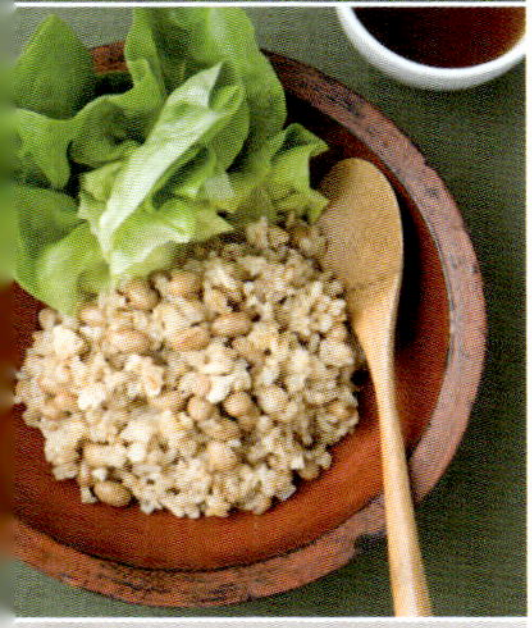

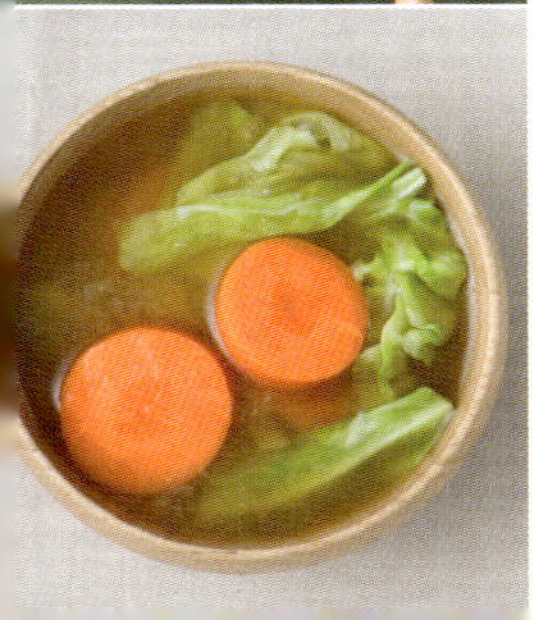

PART 2

内臓脂肪を「調理法」で落とす。

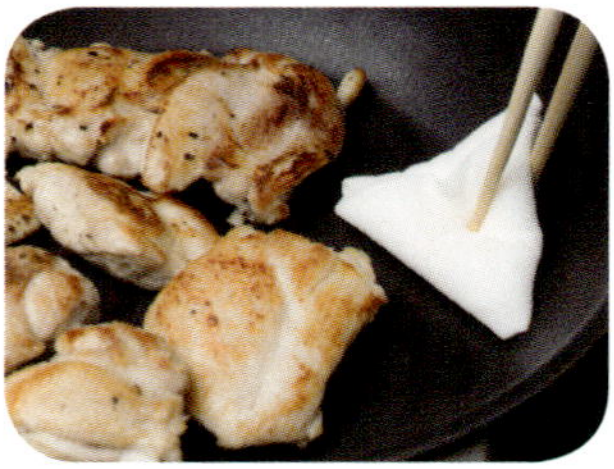

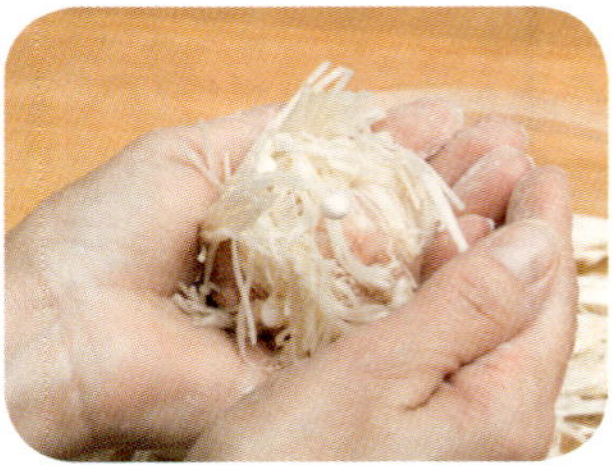

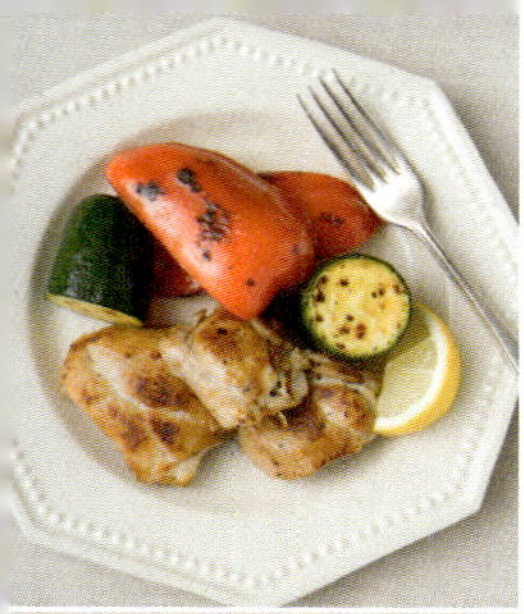

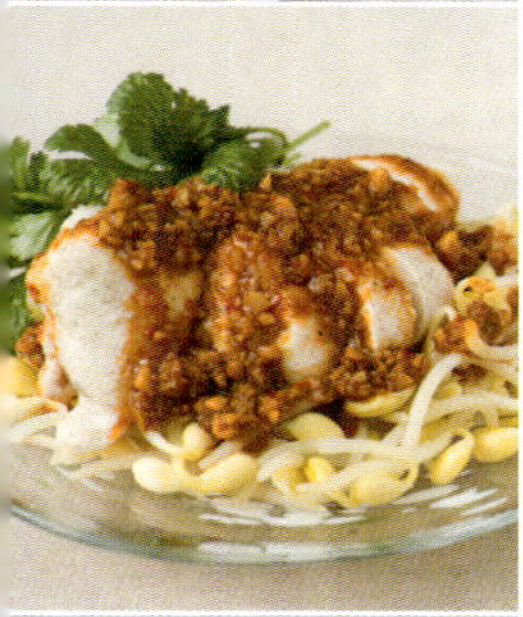

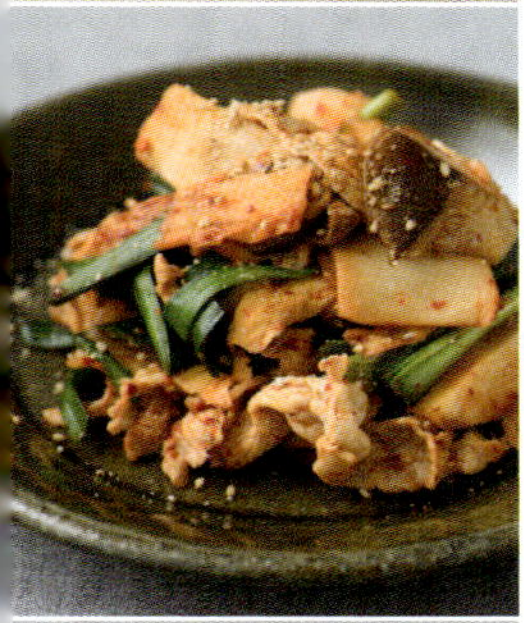

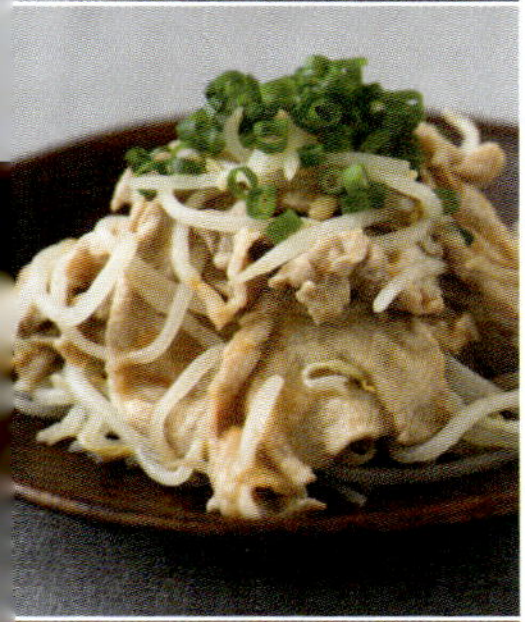

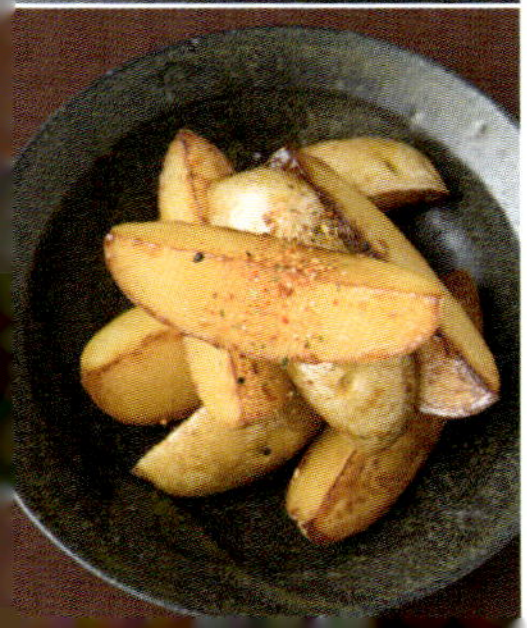

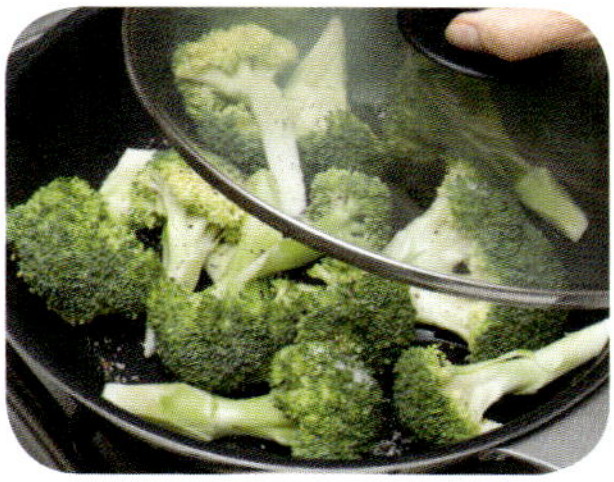

PART 3

内臓脂肪は「食材」で落とす。…57

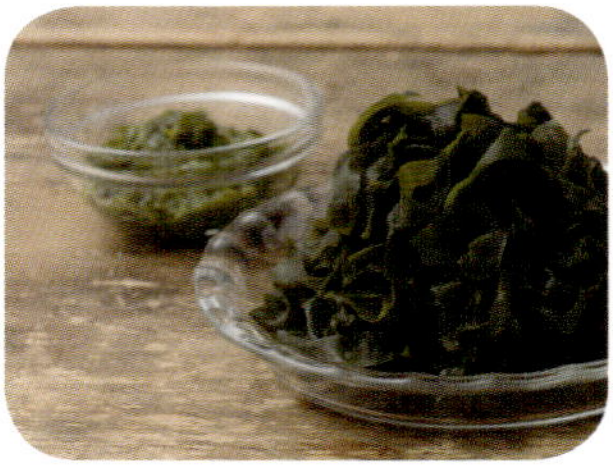

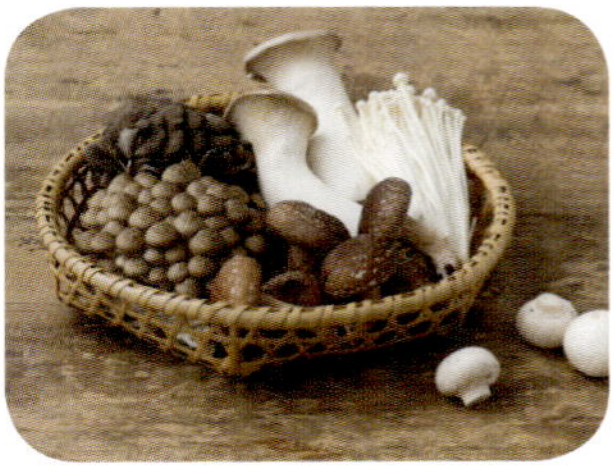

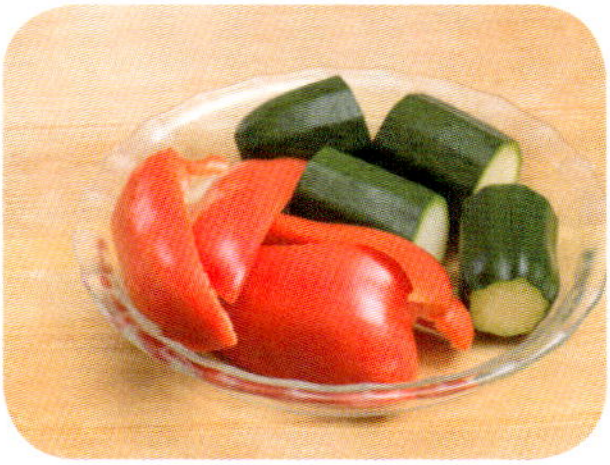

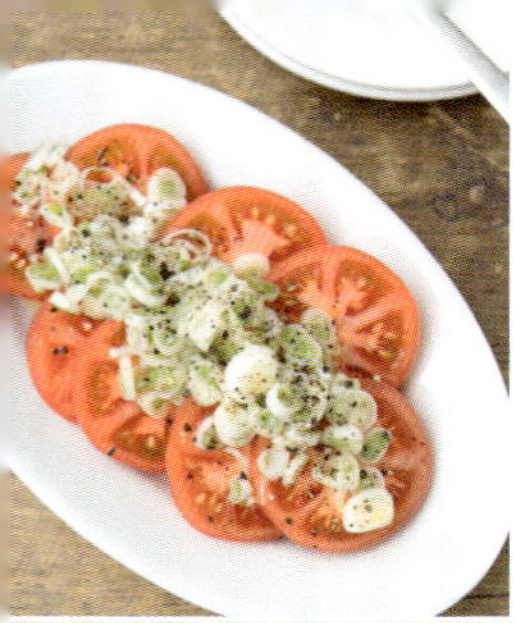

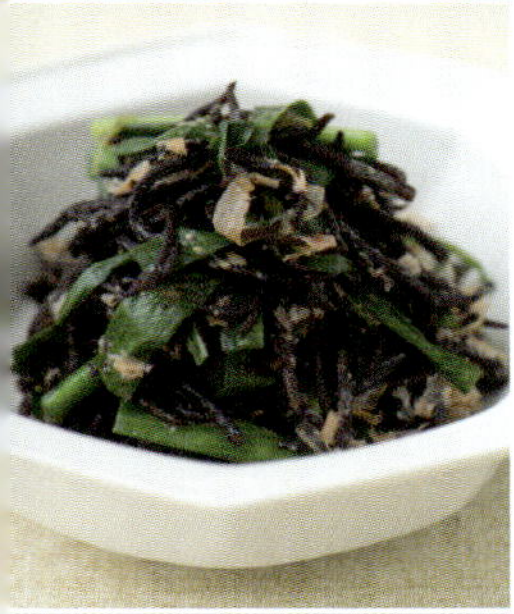

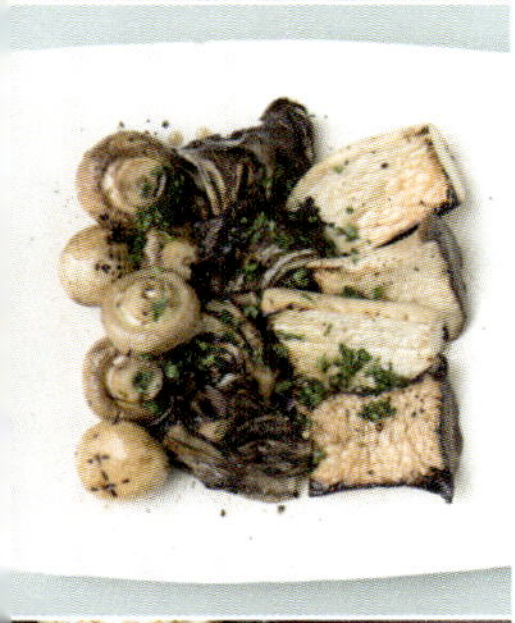

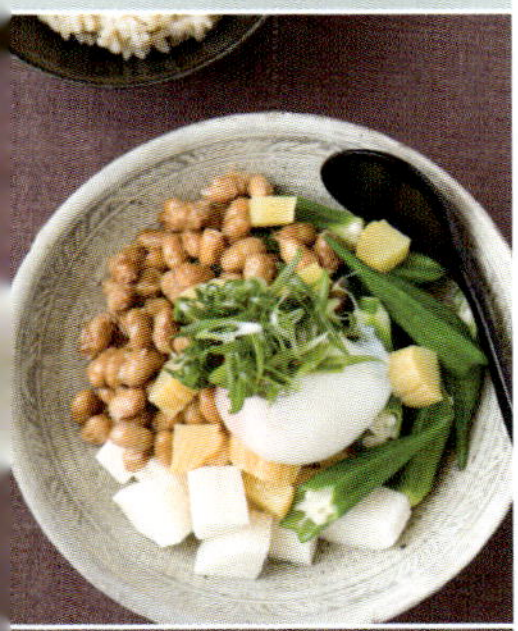

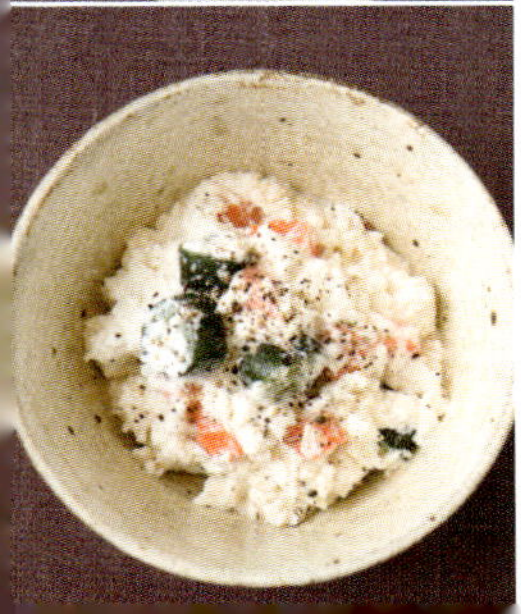

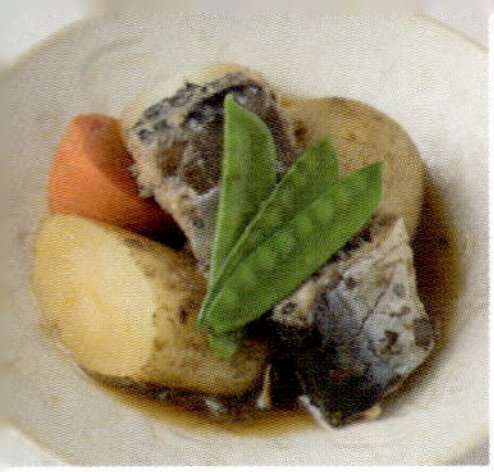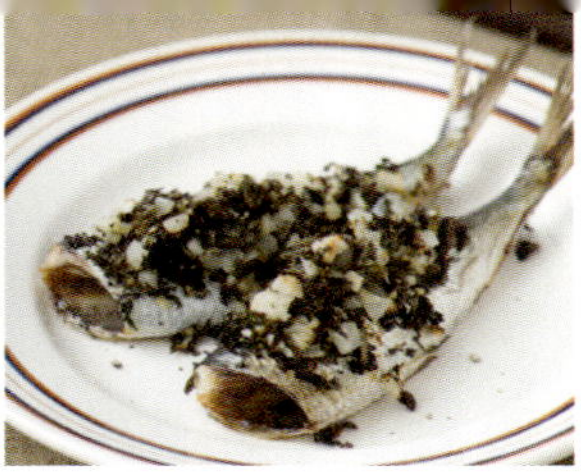

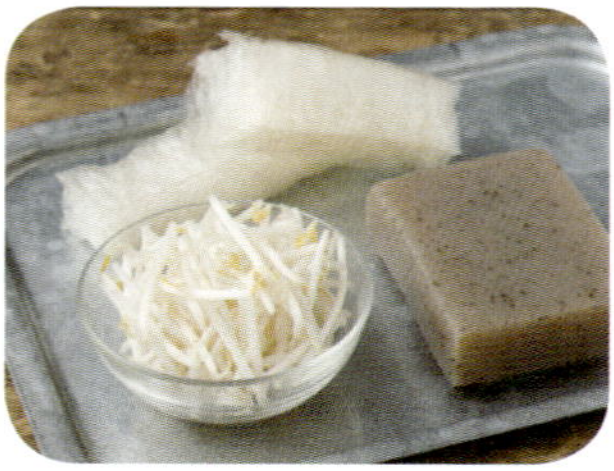

●この本の使い方

●大さじ1＝15ml、小さじ1＝5ml、カップ1＝200ml です。

●電子レンジの加熱時間は、600 Wの場合の目安です。500 Wなら 1.2 倍、700 Wなら 0.8 倍の時間で加熱してください。機種により加熱時間が異なるので、様子を見ながら調理してください。

●カロリー表示は1人分のカロリー数を表示しています。

デザイン	フロッグキングスタジオ
撮影	中島慶子
イラスト	たつみなつこ
スタイリング	加藤洋子
カロリー計算	松本加奈美
編集協力	轡田早月
DTP	アド・クレール
協力	アップルシード・エージェンシー

PART 1

内臓脂肪は ご飯とみそ汁で 落とす！

主食のご飯とみそは、内臓脂肪を効率よく落とすのに重要な役割を果たします。

PART1では、「主食は玄米」「みそ汁は毎日1食」をテーマに、食物繊維の豊富な玄米を使った主食のバリエーションと、内臓脂肪に効く善玉菌と善玉物質を増やす多彩なみそ汁のレシピをご紹介します。

主食に玄米、みそ汁は毎日飲む習慣を

玄米とみそ汁で脂肪を燃やす！

内臓脂肪を効率よく落とすためには、白米より玄米を主食にし、みそ汁を毎日飲むのが理想的です。

なぜなら、玄米と、みそ汁の原料の大豆は、**蓄積した脂肪を燃やして生活習慣病を抑える善玉物質「アディポネクチン」**[*]**を増やしてくれる食品**の代表格だからです。

玄米は内臓脂肪を落とすのに役立つ食物繊維をはじめ、各種ビタミンやミネラルも白米の数倍多く含まれています。

大豆食品であるみそも、良質なタンパク質やカルシウム、ビタミン、ミネラルが豊富です。

みそ汁に海藻や緑黄色野菜、根菜類、きのこなどを具材にたっぷり入れることで、バランスのよい食事を摂ることができ、健康的に内臓脂肪を落とすのに役立ちます。

なぜお腹やせのために アディポネクチンが必要なの？

日本人の5人に2人は、遺伝的にアディポネクチンの分泌量が少ないという弱点があります。そうした体質の人は欧米人の3分の2以下しか分泌できません。

しかも、内臓脂肪が増えると、アディポネクチンの分泌量が減ってしまうので、ますます内臓脂肪がたまりやすくなります。

そうした悪循環を断ち切るためには、アディポネクチンを増やす食材を積極的に摂ることが大切なのです。

＊「アディポネクチン」は、内臓脂肪を燃焼する働きのあるやせホルモンの一種。

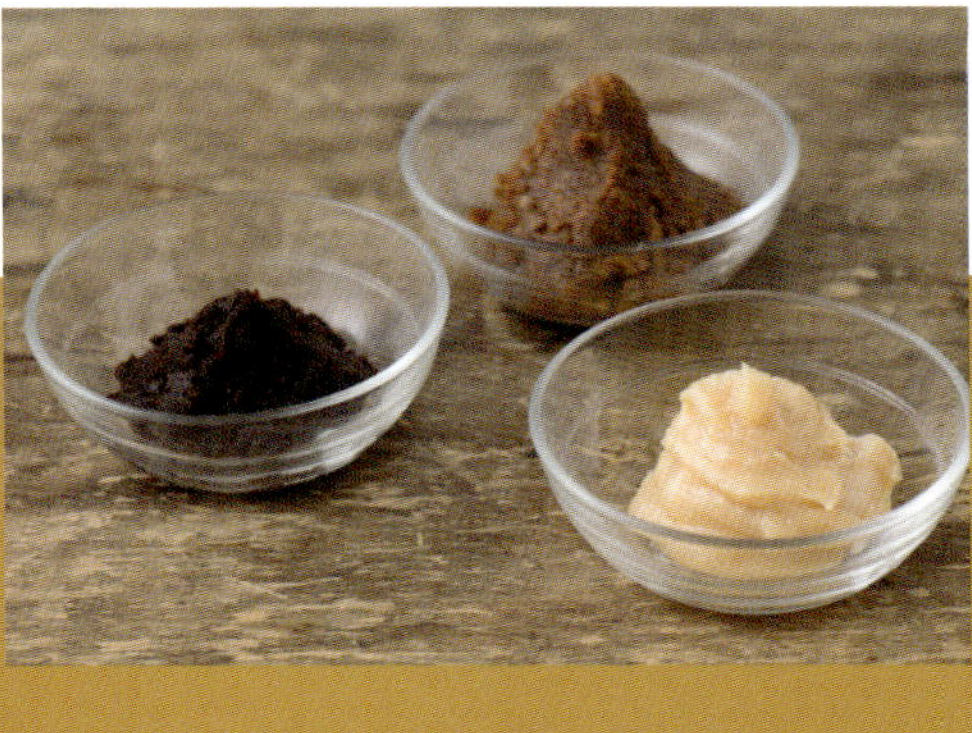

内臓脂肪は
ご飯とみそ汁で
落とす。

内臓脂肪は「ご飯とみそ汁」で落とす！ 1

玄米は脂肪に効く

有効成分が白米より多い玄米

もみ殻を取り除いただけの玄米と、玄米から糠《ぬか》と胚芽を取り除いて精米された白米を比較すると、玄米のほうが有効成分量が圧倒的に多いといえます。

玄米には、**蓄積した脂肪を燃やして生活習慣病を抑える善玉物質アディポネクチンを増やす有効成分「γ《ガンマ》-オリザノール」が、白米の約3・5倍も多く含まれています。**さらに血液中のコレステロール濃度を低下させる作用があるので、内臓脂肪がたまることで動脈硬化が進んでしまうのを抑制するはたらきも期待できます。

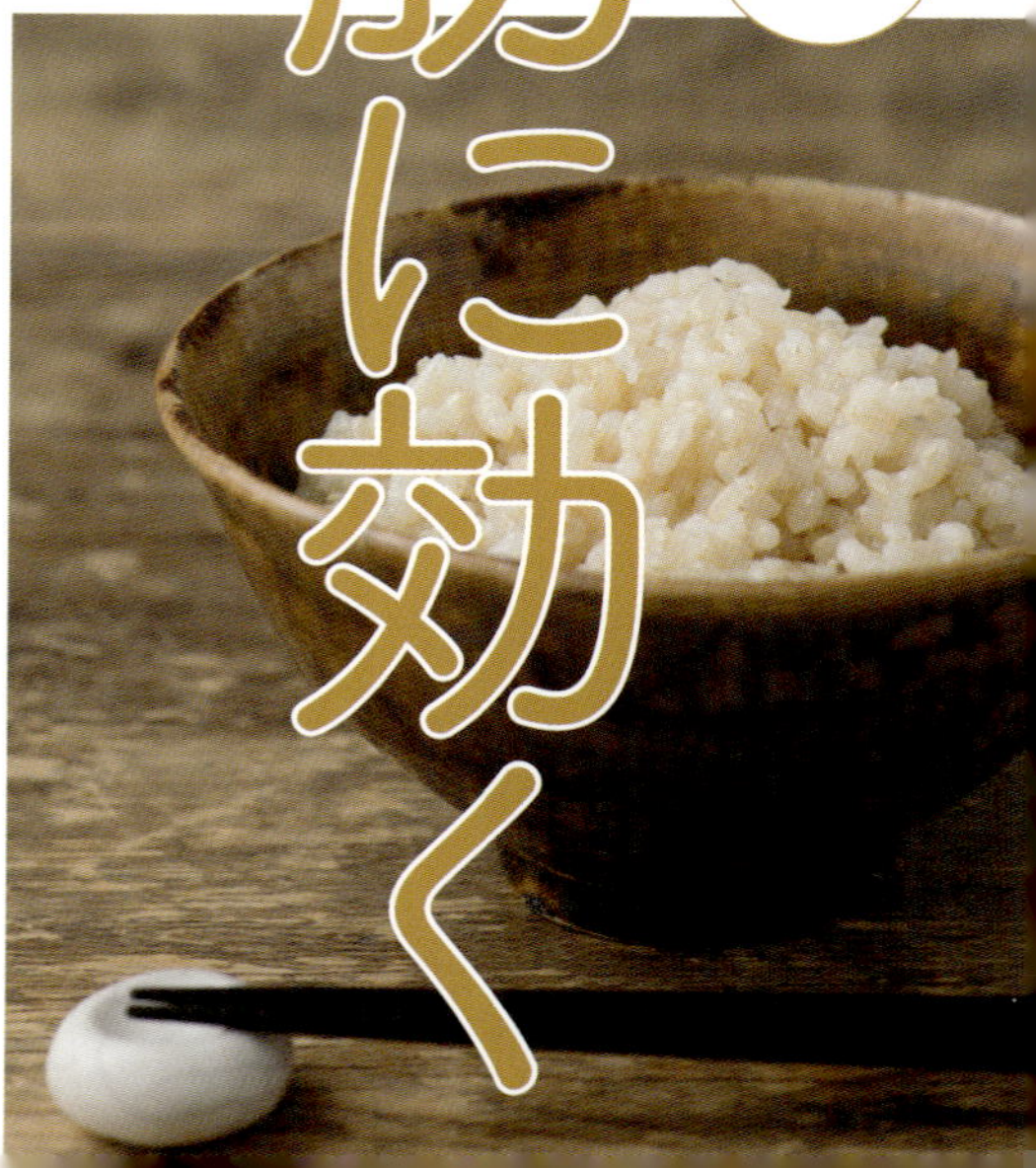

食物繊維は脂肪を燃やすのに一役

玄米には、白米の約6倍もの食物繊維も含まれています。

玄米に多く含まれる食物繊維も脂肪を燃やし、生活習慣病を防ぐ善玉物質アディポネクチンの分泌を高めるのに役立ちます。

食物繊維のうち、日本人はとくに穀物由来の食物繊維の摂取量が年々減っているので、玄米を主食にして積極的に食べることをおすすめします。

玄米特有のプチプチしたかみ応えのある食感は、咀《そ》嚼《しゃく》回数を促すので、満腹中枢を刺激して、食べ過ぎを抑えるのにも役立ちます。

「玄米は硬いからどうも苦手……」という人もいるかもしれませんが、最近は家庭用炊飯器にも玄米炊き機能がついたものが増えていますし、おかゆにすれば食べやすくなります。また、玄米を発芽させた「発芽玄米」なら、柔らかく炊けるので、玄米が苦手な人にもおすすめです。パラッとしやすい玄米は、チャーハンやパエリアといった料理とも相性がぴったりです。ネバネバ食材の納豆や、各種野菜、きのこなどを具材に混ぜてもよくなじみます。

まずは週に一度からでもいいので、白米を玄米に置き換えてみましょう。

玄米と白米の 100 g当たりの成分比較表

	食物繊維	γ-オリザノール	ビタミン B_1	カリウム
玄米	3.0g	23.2mg	0.41mg	230mg
白米	0.5g	6.6mg	0.08mg	89mg

（文部科学省食品成分データベースより。γ-オリザノールのみ富山県食品研究所調べ）

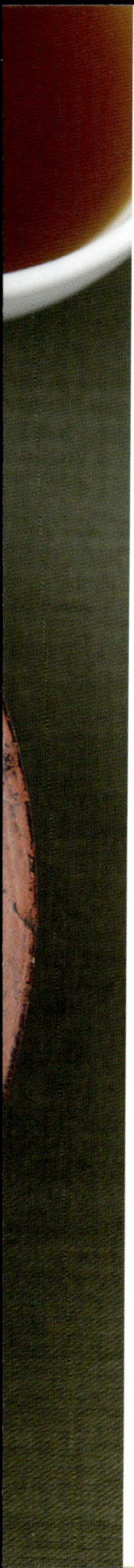

納豆玄米チャーハン

パラッとしやすい玄米と、
ネバネバ食材の納豆は相性抜群。
鶏ささみ肉や香味野菜をプラスして、
サラダ菜で包んでいただけば、
栄養満載のヘルシーな主食に！

材料（2人分）

鶏ささみひき肉……100g
玄米飯……300g
納豆……2パック（Bと混ぜる）
サラダ菜……1個
塩・こしょう……各少々
ごま油……大さじ½

A
- にんにく……1かけ（みじん切り）
- しょうが……1かけ（みじん切り）
- 長ねぎ……1かけ（みじん切り）

B
- しょうゆ……大さじ1
- 砂糖……小さじ½

作り方

1 熱したフライパンにごま油をひき、Aを炒め、香りが立ったころに鶏ささみひき肉を加え、パラパラになるまで炒めて塩・こしょうをする。

2 玄米ご飯を入れて炒め、パラリとしたら納豆にBを混ぜ加え、手早く混ぜる。

3 皿に2を盛り、サラダ菜を添える。

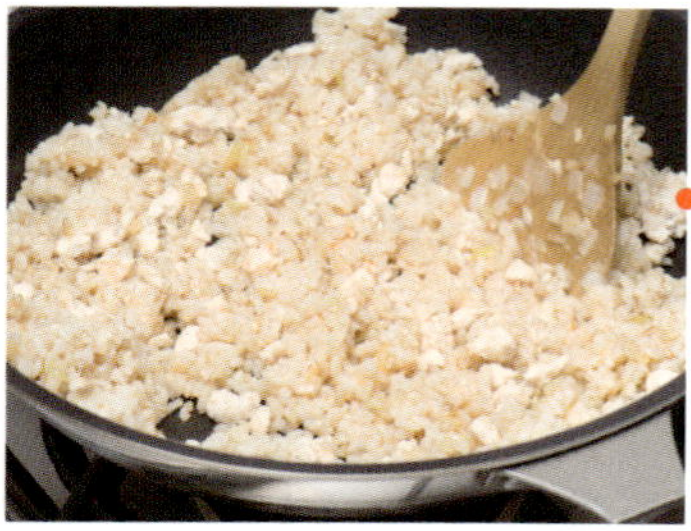

Dr.奥田のやせナビ

内臓脂肪を落とすのにおすすめの玄米は、パラパラになりやすいので、チャーハンにするのに最適。

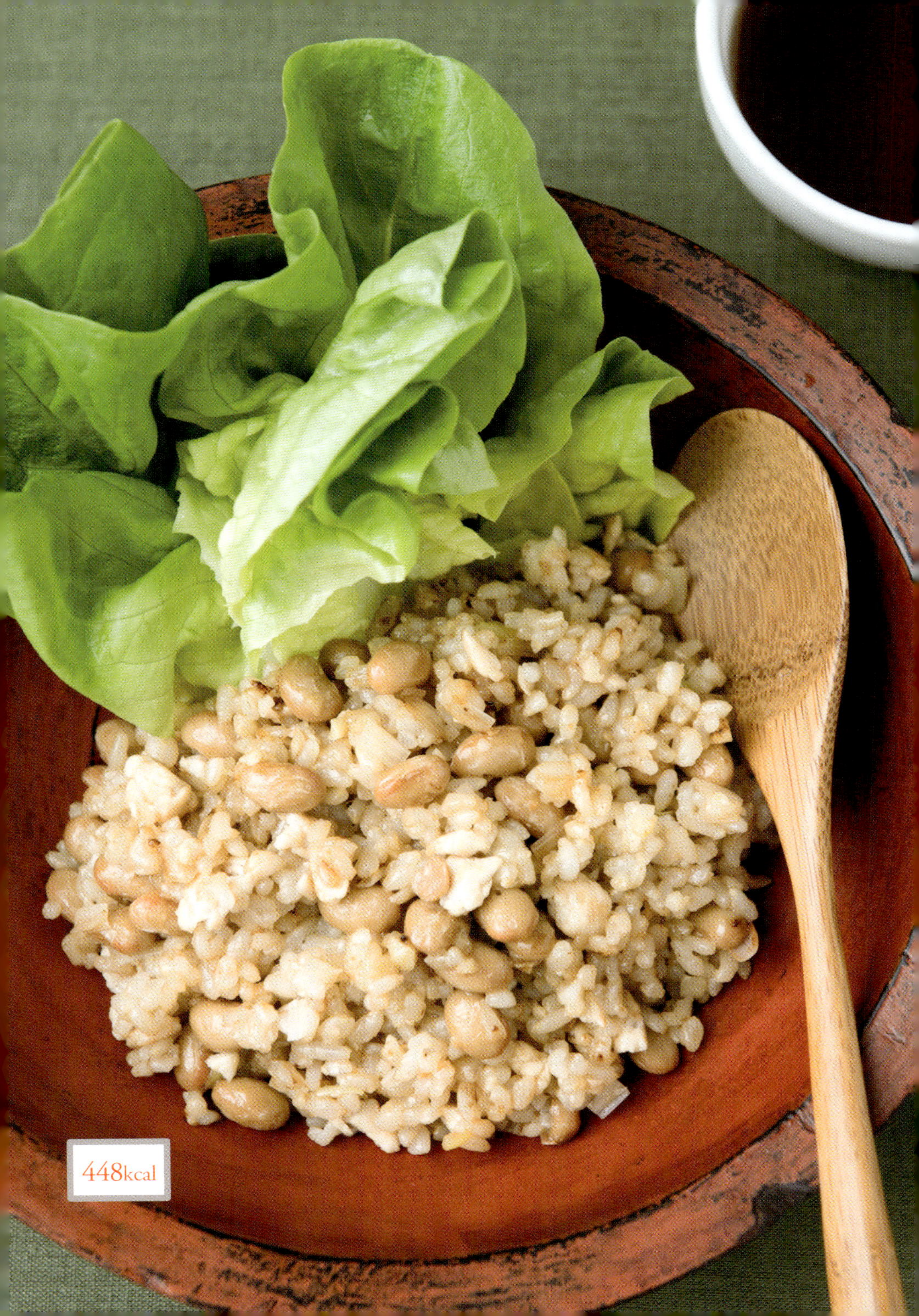

448kcal

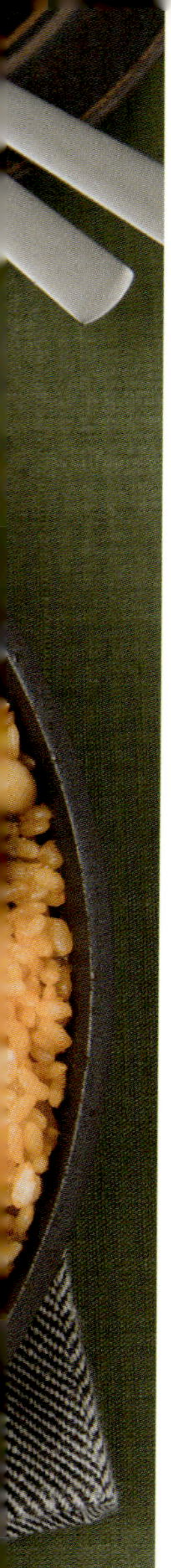

たっぷりきのこのパエリア風

食物繊維が豊富なきのこ3種に
緑黄色野菜や大豆、玄米が大集合した
ぜいたくなパエリアは、内臓脂肪に効く食材の宝庫。
栄養も彩りも豊かで満足度大！

材料（4人分）

しめじ……1パック（大きめの房に分ける）
マッシュルーム……1パック
エリンギ……1パック（縦半分、長さ半分に切る）
パプリカ……1個（幅1cmの棒状に切る）
アスパラ……1束（長さ6～7cmに切る）
玄米（発芽玄米）……2カップ
（洗米してたっぷりの水に60分間浸し、
ザルにあげて5分後に水気を切る）
スープ……2と½カップ
（スープの素1個＋湯）
トマトの水煮……½カップ（細かくつぶす）
ゆで大豆……120g　塩……小さじ1
こしょう……少々
オリーブ油……大さじ2
A［玉ねぎ……¼個（みじん切り）
　 にんにく……1かけ（みじん切り）

作り方

1 熱したフライパンにオリーブ油を大さじ1をひき、しめじ、マッシュルーム、エリンギをこんがり焼いて取り出す。

2 フライパンにオリーブ油を大さじ1を足し、Aを炒めてしんなりしたら、トマトの水煮を入れ、とろりとするまで煮詰める。米を入れて熱々になるまで炒めたら、煮立てたスープを加え、時々混ぜながら中火で5分間煮て、塩・こしょうをして混ぜる。

3 1とパプリカ、アスパラ、大豆をのせ、蓋をして弱火で15分間煮たら、火を止めて15分間蒸らす。

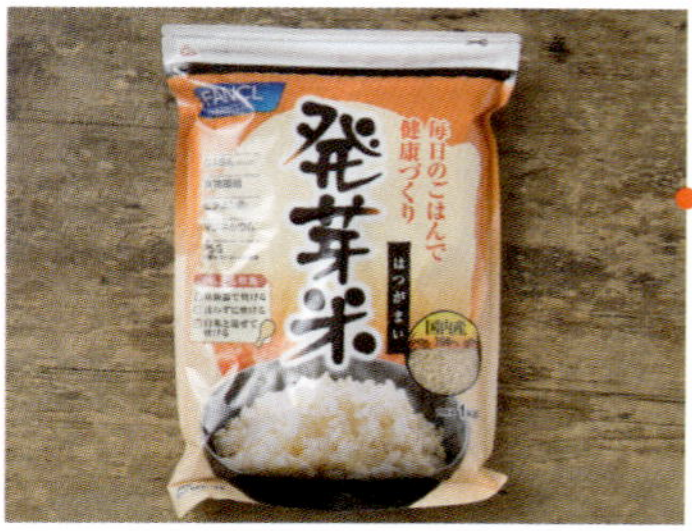

Dr.奥田のやせナビ

発芽玄米を使えば、60分間水に浸けるだけで炊きやすく食べやすいパエリアにふっくら仕上がります。

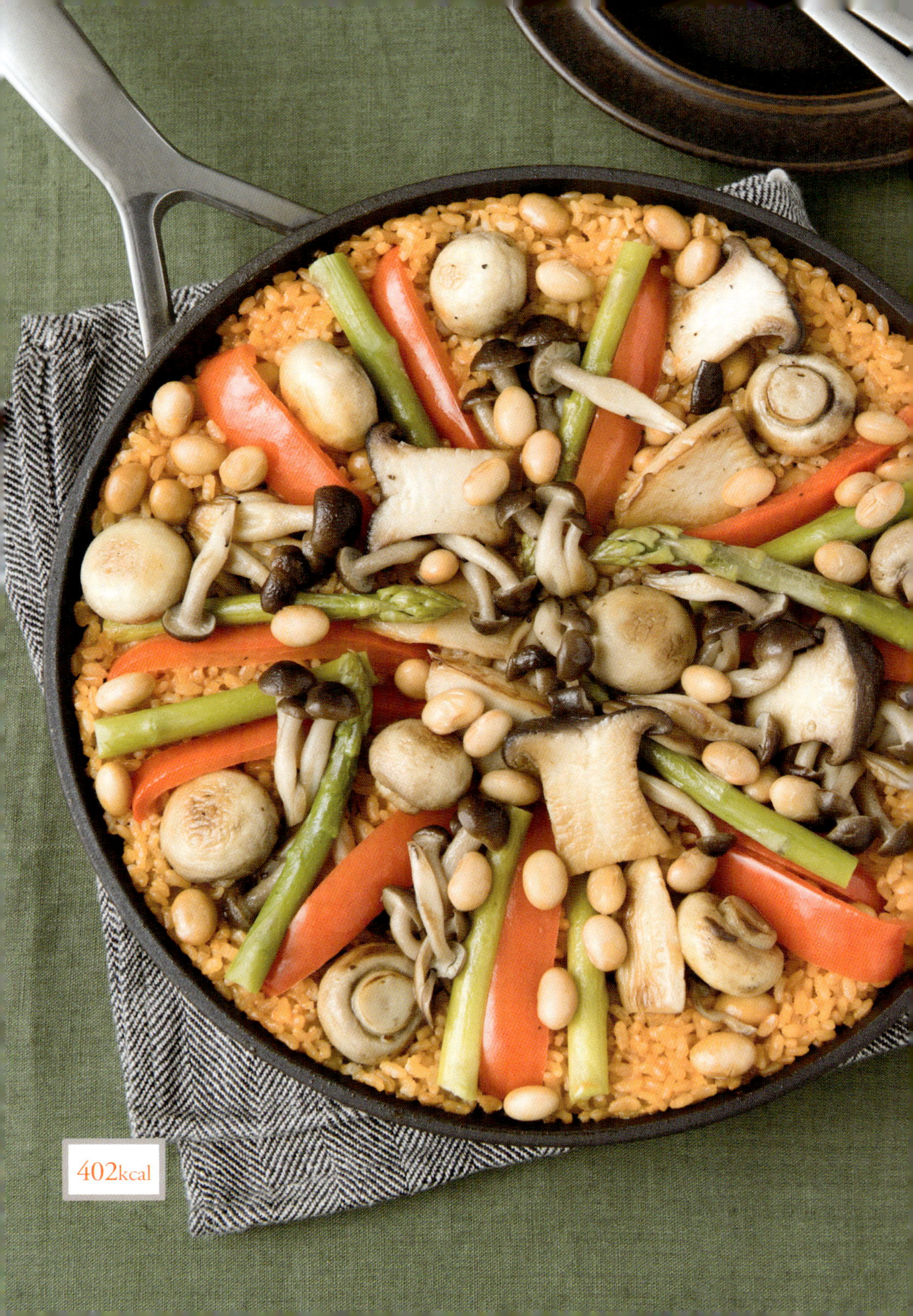

402kcal

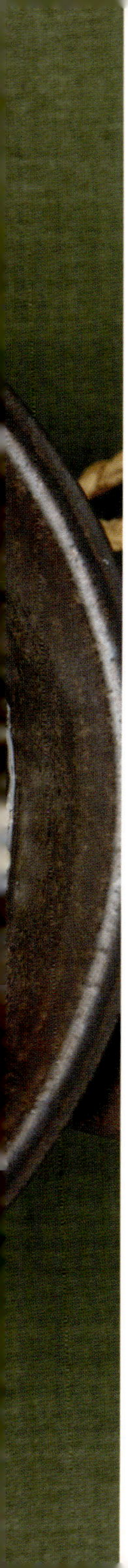

玄米と野菜のおかゆ

雑炊仕立ての玄米おかゆは、
きのこや緑黄色野菜もたっぷり
具だくさんで滋養豊富！
炊いた玄米を冷凍しておけば
手軽に作れて便利です。

材料（2人分）

玄米飯……100g（炊いたご飯）
にんじん……½本（1cm角切り）
玉ねぎ……¼個（1cm角切り）
生しいたけ……3枚（1cm角切り）
えのき……1袋（長さ1cmに切る）
いんげん……10本（長さ1cmに切る）
だし……2カップ
A［塩……小さじ⅓
　しょうゆ……小さじ1
卵黄……2個分
すり白ごま……少々

作り方

1 鍋にだしとA、卵黄、すり白ごま以外の材料を全て入れ、煮立ったら中火で3～4分間煮て、Aで調味し、器に盛る。

2 1に卵黄を入れ、すり白ごまを振る。

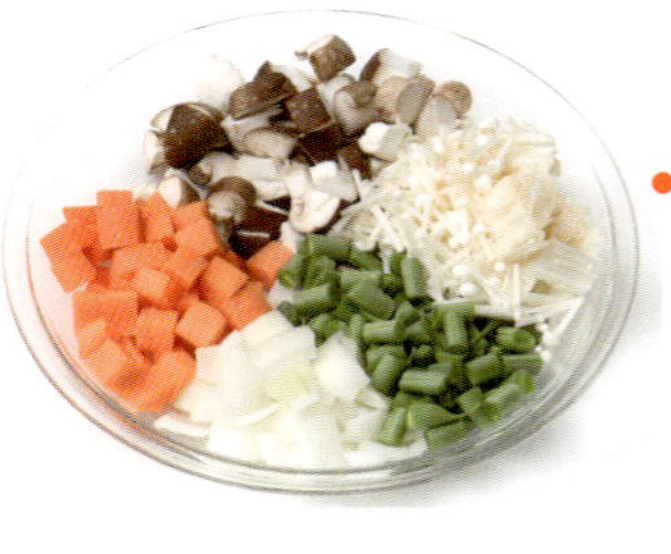

●— Dr.奥田のやせナビ

野菜やきのこ類がたっぷり。具材を1cm角で大きめにカットすることで、食べ応えのある雑炊に。

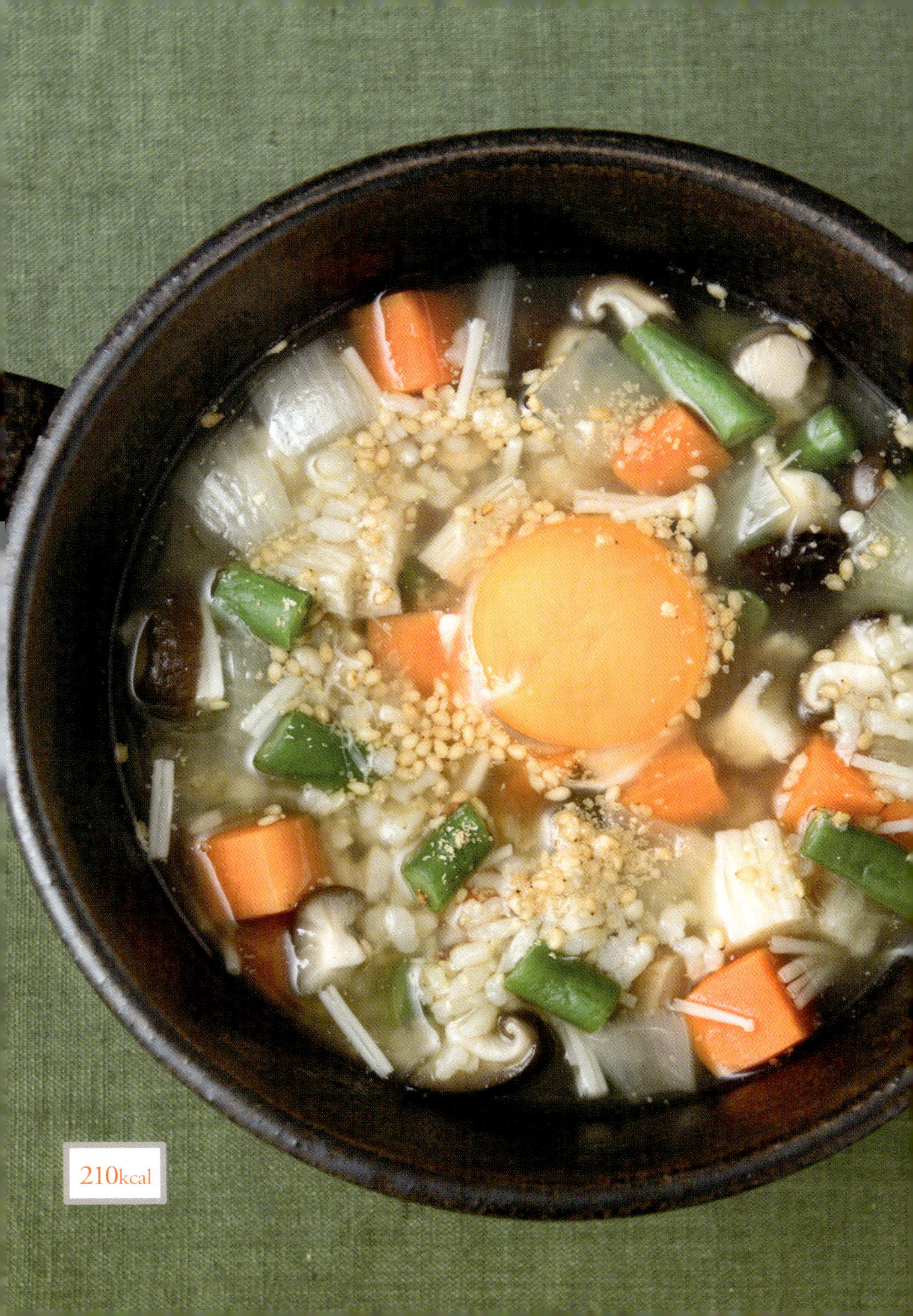

210kcal

内臓脂肪は「ご飯とみそ汁」で落とす！ 2

みそ汁は1日1食

みそ汁は脂肪に効く タンパク質豊富な発酵食品

大豆にはお腹やせに役立つ「β-コングリシニン」というタンパク質が多く含まれています。**β-コングリシニンは善玉物質アディポネクチンの濃度を高め、中性脂肪を減らし、脂肪の分解を促進させます。**

また、みそには良質な大豆タンパク質や、カルシウムが骨から溶出するのを防ぐ大豆イソフラボン、各種ビタミンやミネラルなどの栄養素も豊富です。

大豆の力と発酵食品のパワーを摂取できるみそ汁は、1日1食摂るのが理想的です。

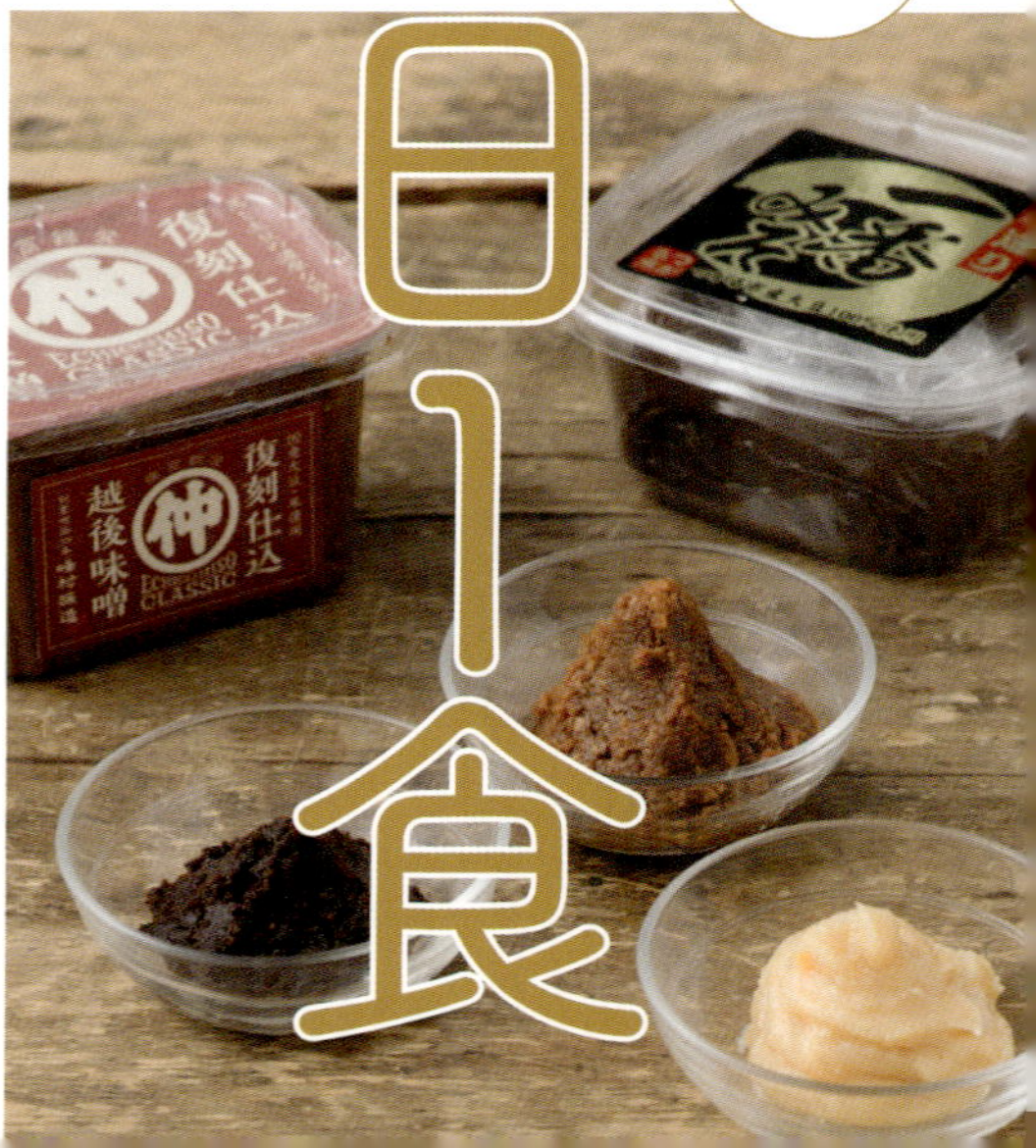

米みそをはじめ、麦みそ、豆みそ、調合みそなど各種ありますが、どのみそを使ってもOK。

みそ汁1杯の塩分は摂取基準値の2割未満

「みそ汁は塩分が気になる……」

という方もいますが、みそ汁1杯の塩分量は約1・2gです。厚生労働省が推奨する「日本人の食事摂取基準」では、18歳以上の男性は8g未満、女性は7g未満なので、**1杯のみそ汁なら塩分を心配する必要はない**といえます。

野菜や海藻には血圧を下げる効果を持つカリウムが多いので、具だくさんのみそ汁はむしろ血圧が気になる人の味方です。具材によって食材の自然のうまみや甘みがプラスされれば、みその量を減らして塩分を控えることもできます。

みそは大きく分けて、米みそ、麦みそ、豆みそ、調合みそなどに分類できますが、みそ汁には普段食べ慣れているみそを使っていただいてかまいません。

大切なのは、朝でも昼でも晩でもよいので、**毎日1食はみそ汁を摂る習慣**を続けることです。

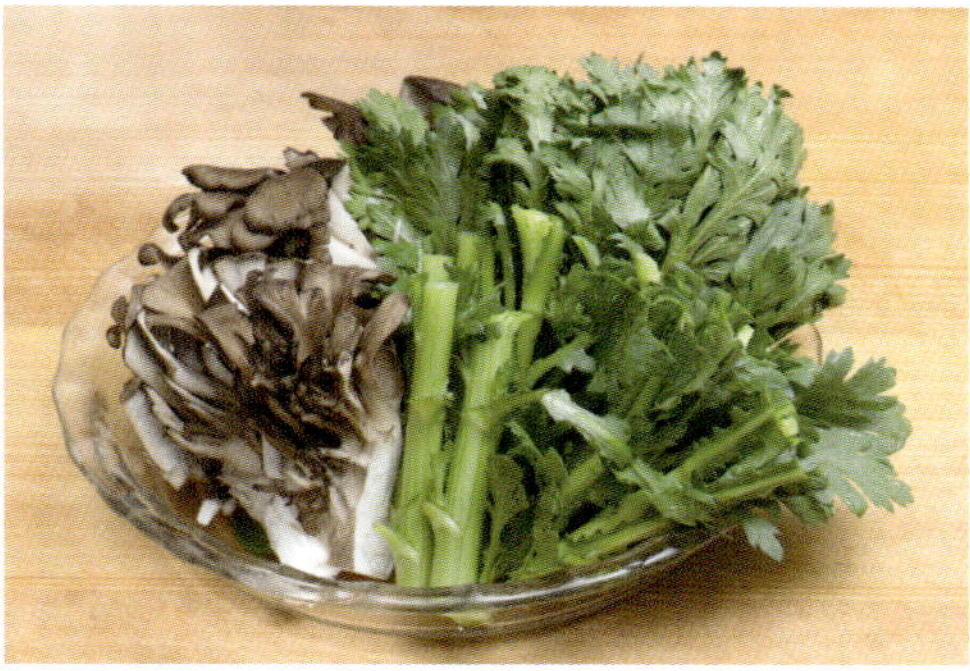

みそ汁の具材に野菜やきのこを入れると自然のうまみが出て栄養価もアップ！

かぼちゃと玉ねぎのみそ汁

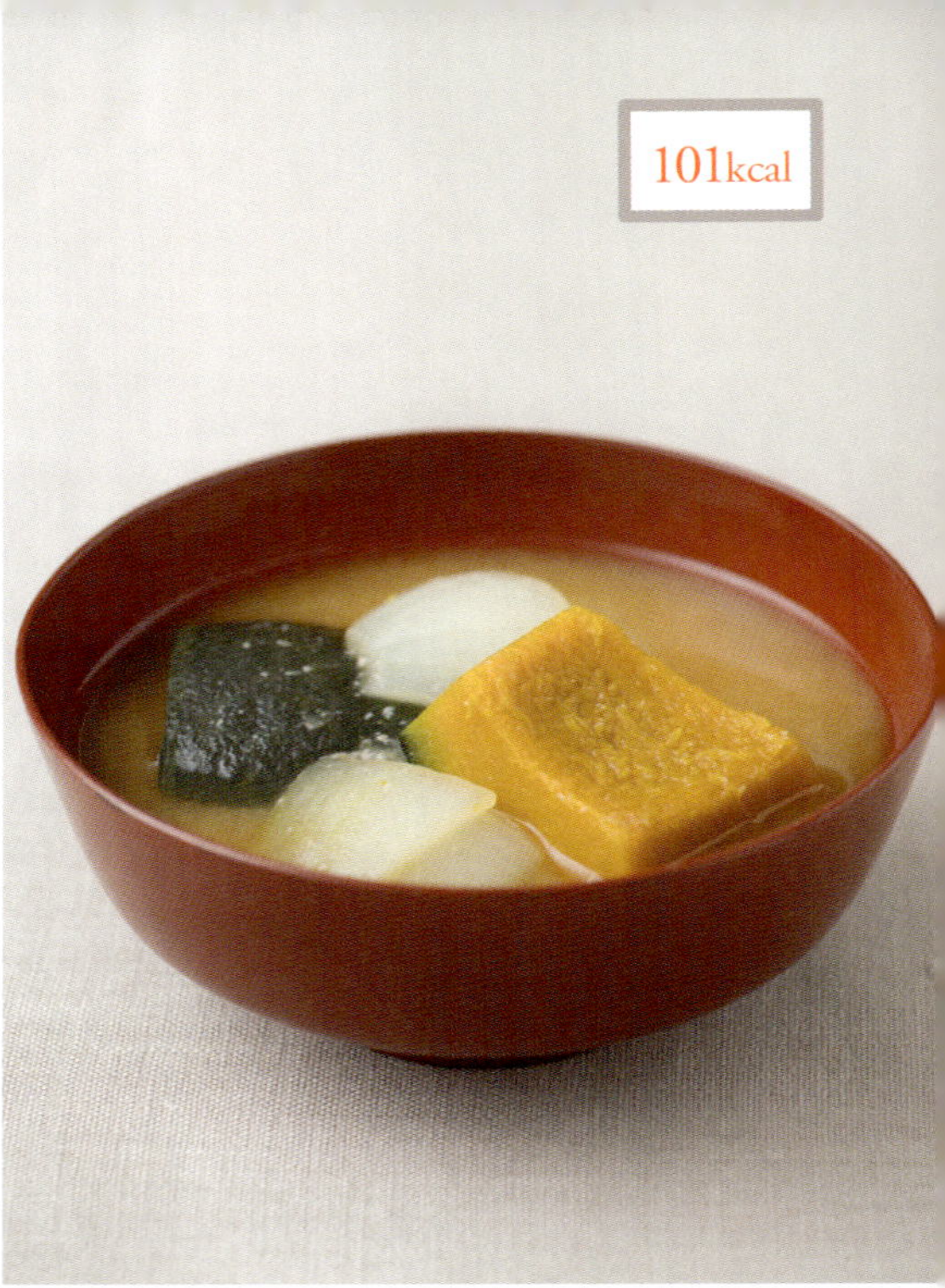

材料（2人分）

かぼちゃ……⅛個
（大きめの一口大に切る）
玉ねぎ……¼個（2.5cmの角切り）
だし……2カップ
みそ……大さじ1～1½

作り方

1 鍋にだしとかぼちゃを入れて火にかけ、煮立って3～4分したら、玉ねぎを加えて1分煮る。

2 みそを溶き混ぜ、煮立つ直前に火を止める。

Dr.奥田のやせナビ

緑黄色野菜のかぼちゃと根菜の玉ねぎの甘みが発酵食品のみそと相性抜群。洋風のメニューにもよく合います。

長いもとめかぶのみそ汁

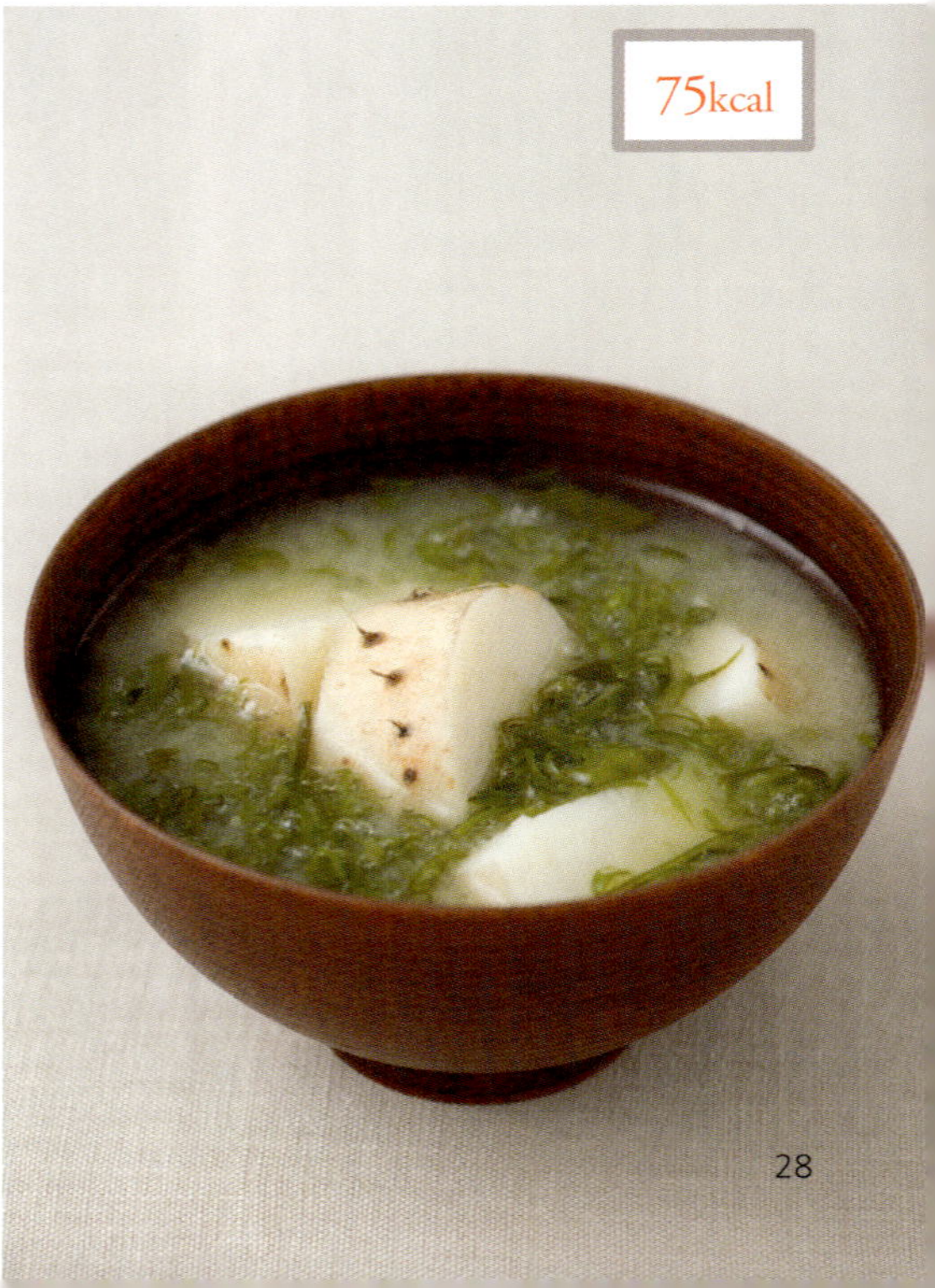

材料（2人分）

長いも……8cm（厚さ2.5cmの輪切り）
めかぶ……2パック
だし……2カップ
みそ……大さじ1～1½

作り方

1 鍋にだしと長いもを入れて火にかけ、煮立って2～3分したら、みそを溶き入れ、めかぶを加えて煮立つ直前に火を止める。

Dr.奥田のやせナビ

ネバネバ食材の長いもとめかぶのみそ汁はほんのりとろみがあってのど越しも柔らか。どちらも内臓脂肪を落とすのに役立つ水溶性食物繊維がたっぷり。

58kcal

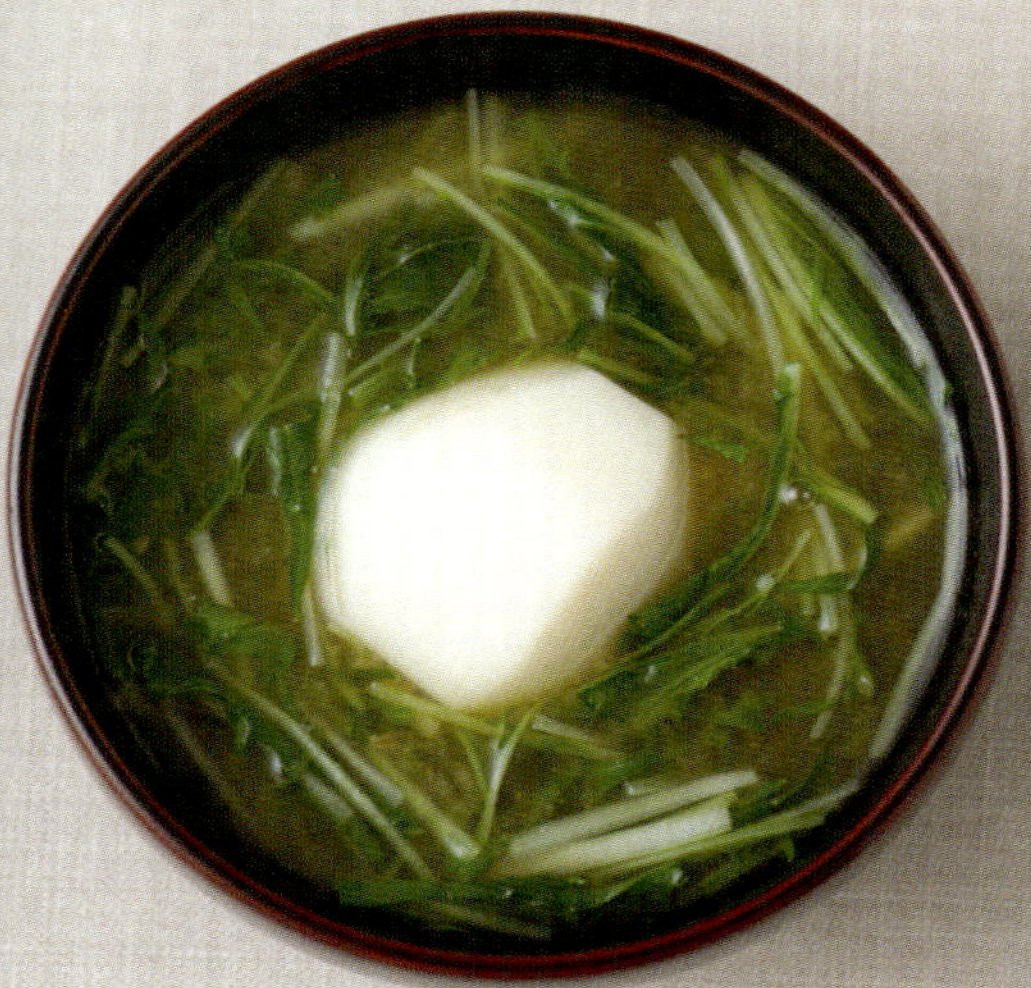

さといものみそ汁

材料（2人分）

さといも……2個（皮をむく）
水菜……50g（長さ4cmに切る）
だし……2カップ
みそ……大さじ1～1½

作り方

1 鍋にだしとさといもを入れて火にかけ、煮立ってから3～4分煮たらみそを溶き混ぜ、再び煮立つ直前に火を止めて水菜を入れる。

Dr.奥田のやせナビ

食物繊維が豊富なさといものねっとり感と仕上げに入れる水菜のシャキシャキ感。異なる食感の妙味を楽しめるから飽きずにいただけます。

34kcal

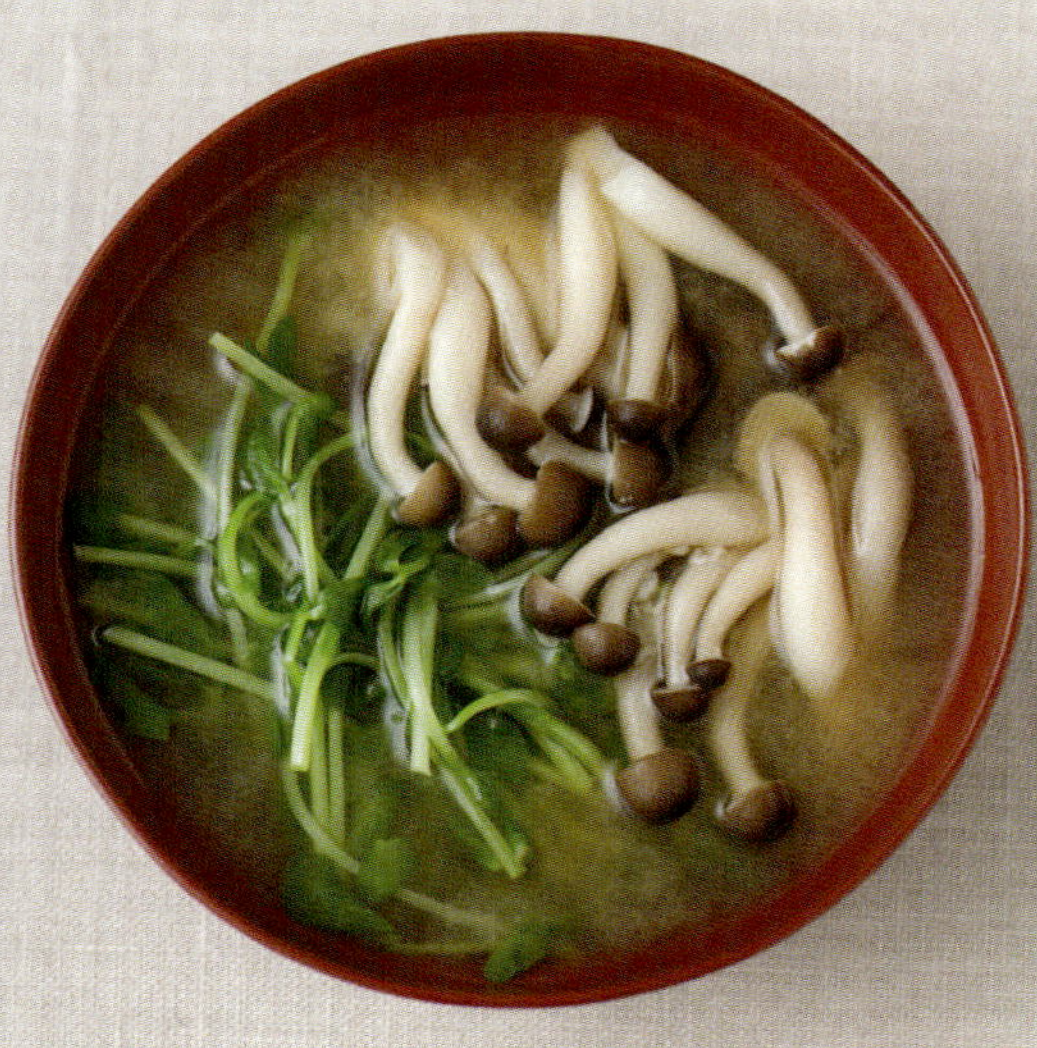

豆苗としめじのみそ汁

材料（2人分）

豆苗……½パック（長さ半分に切る）
しめじ……½パック（大きめにほぐす）
だし……2カップ
みそ……大さじ1～1½

作り方

1 鍋にだしとしめじを入れて火にかけ、煮立ったらみそを溶き混ぜて豆苗を加え、煮立つ直前に火を止める。

Dr.奥田のやせナビ

食物繊維が豊富で香り高いしめじは大きめにほぐし、ビタミンが豊富な豆苗も仕上げに入れることで栄養価や歯応えをしっかりキープ。

かぶとかぶの葉のみそ汁

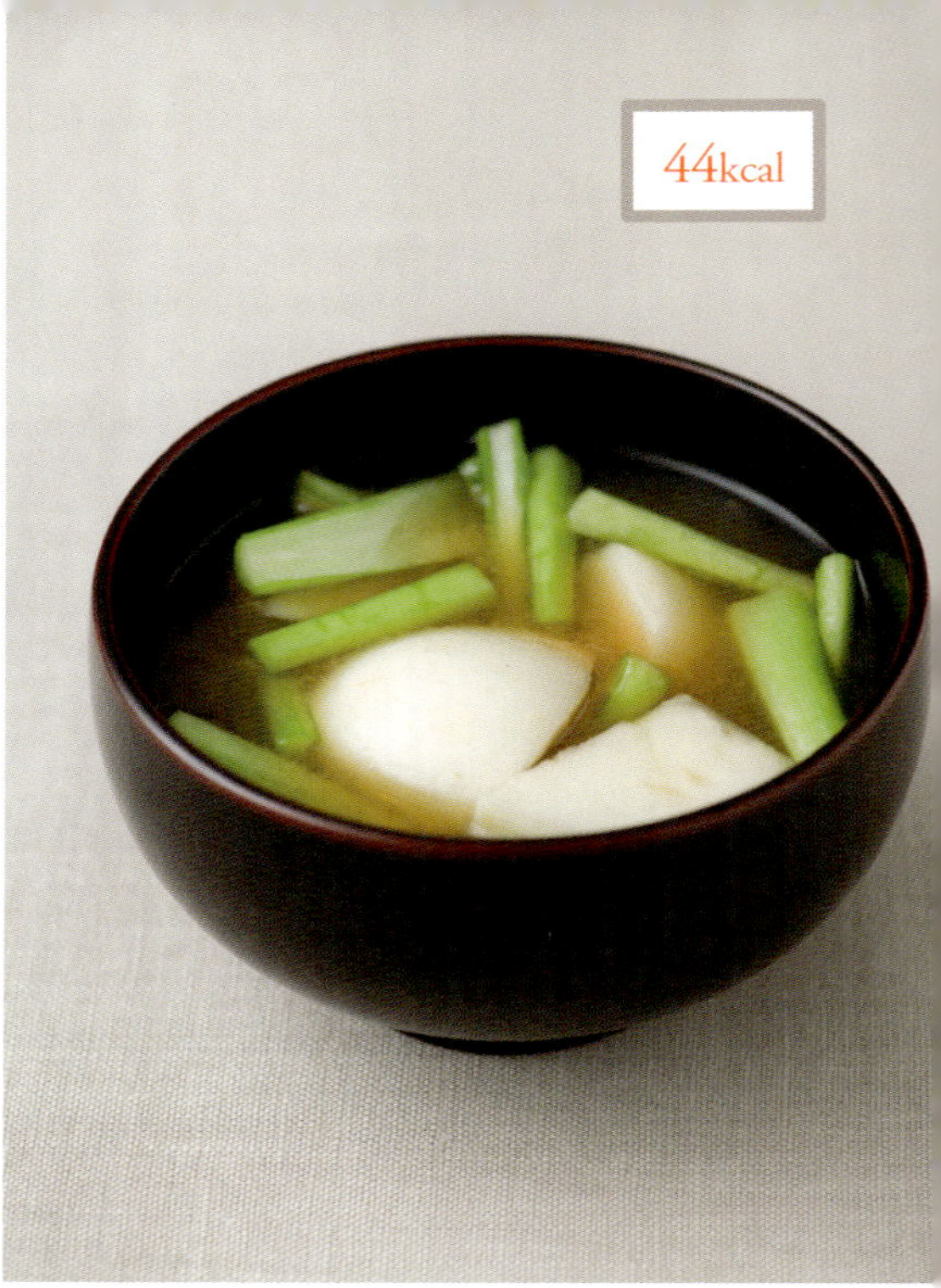

材料（2人分）

かぶ……2個（皮つきのまま縦4つ割り）
かぶの葉……100g（長さ3cmに切る）
だし……2カップ
みそ……大さじ1～1½

作り方

1 鍋にだしとかぶ、かぶの葉を入れ、煮立ったらみそを溶き混ぜ、再び煮立つ直前に火を止める。

Dr.奥田のやせナビ

かぶの皮や葉を丸ごと使ったかぶ尽くしのみそ汁はやや大きめにカットすることでかみ応えのある食感に。

ブロッコリーとしいたけのみそ汁

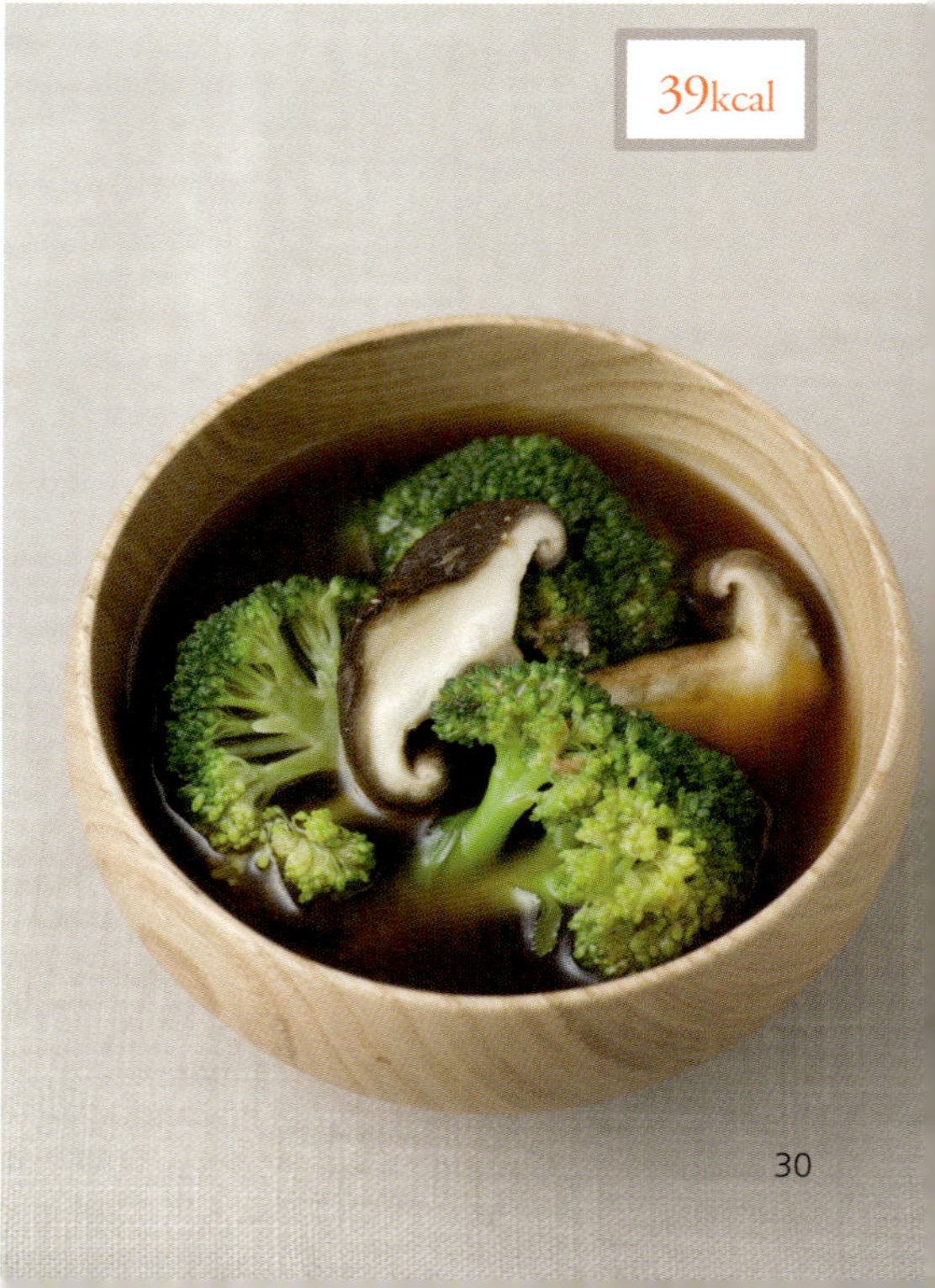

材料（2人分）

ブロッコリー……¼株（大きめの一口大に切る）
生しいたけ……4枚（半分に切る）
だし……2カップ
みそ……大さじ1～1½

作り方

1 鍋にだしとしいたけを入れて火にかけ、煮立ったらブロッコリーを入れてみそを溶き混ぜ、再び煮立つ直前に火を止める。

Dr.奥田のやせナビ

緑黄色野菜のブロッコリーと食物繊維が多いしいたけに大豆食品のみそ。内臓脂肪に効く食材がそろい踏みしたみそ汁です。

34kcal

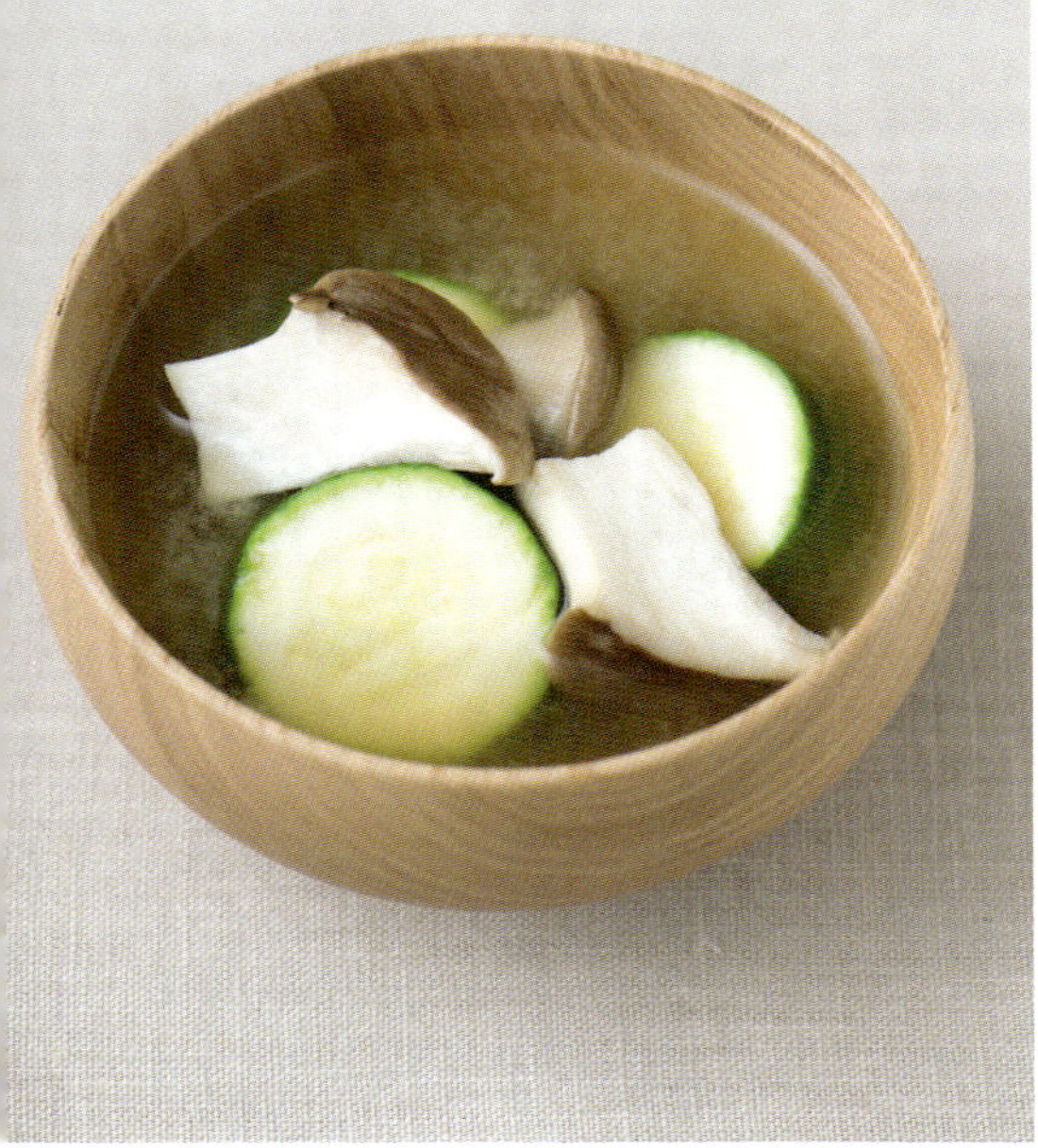

エリンギとズッキーニのみそ汁

材料（2人分）

エリンギ……1本（大きめに切る）
ズッキーニ……½本（大きめの一口大に切る）
だし……2カップ
みそ……大さじ1～1½

作り方

1 鍋にだしとエリンギ、ズッキーニを入れて火にかけ、煮立ったらみそを溶き混ぜ、再び煮立つ直前に火を止める。

Dr.奥田のやせナビ

食物繊維を含むエリンギと緑黄色野菜のズッキーニは、大きめのカットでも火が通りやすく洋風のメニューにもしっくり。

53kcal

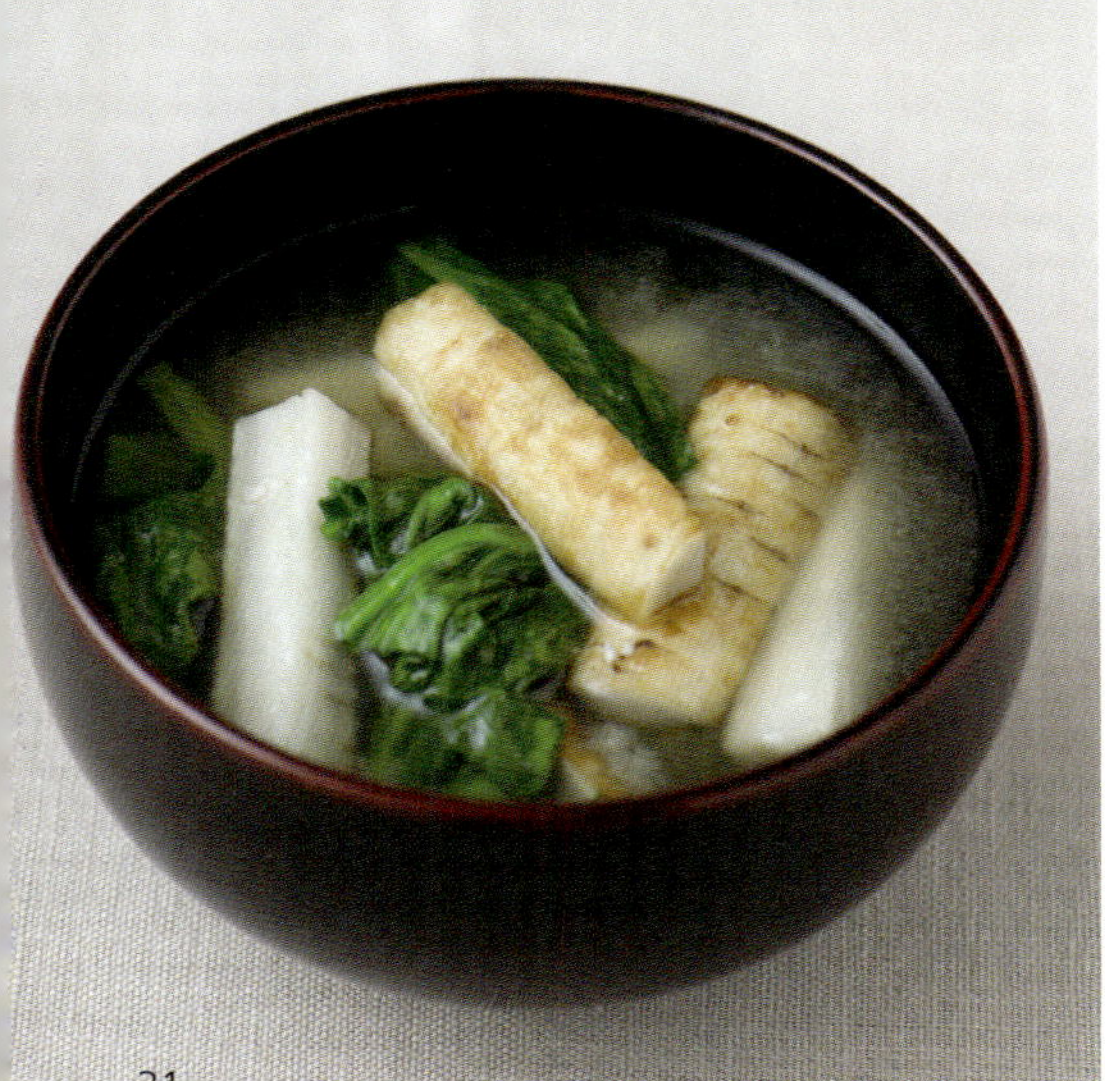

ごぼうとほうれん草のみそ汁

材料（2人分）

ごぼう……⅓本（長さ3cmの4つ割り）
ほうれん草……100g（さっとゆでて水にとり、水気を絞ってざく切り）
だし……2カップ
みそ……大さじ1～1½

作り方

1 鍋にだしとごぼうを入れて火にかけ、煮立ったら2～3分煮る。

2 みそを溶き混ぜてからほうれん草を加え、煮立つ直前に火を止める。

Dr.奥田のやせナビ

食物繊維が豊富な根菜類のごぼうはみその香りと相性が抜群。緑黄色野菜のほうれん草をさっと下ゆでし最後に入れることでシャキッと感をキープ。

キャベツとにんじんのみそ汁

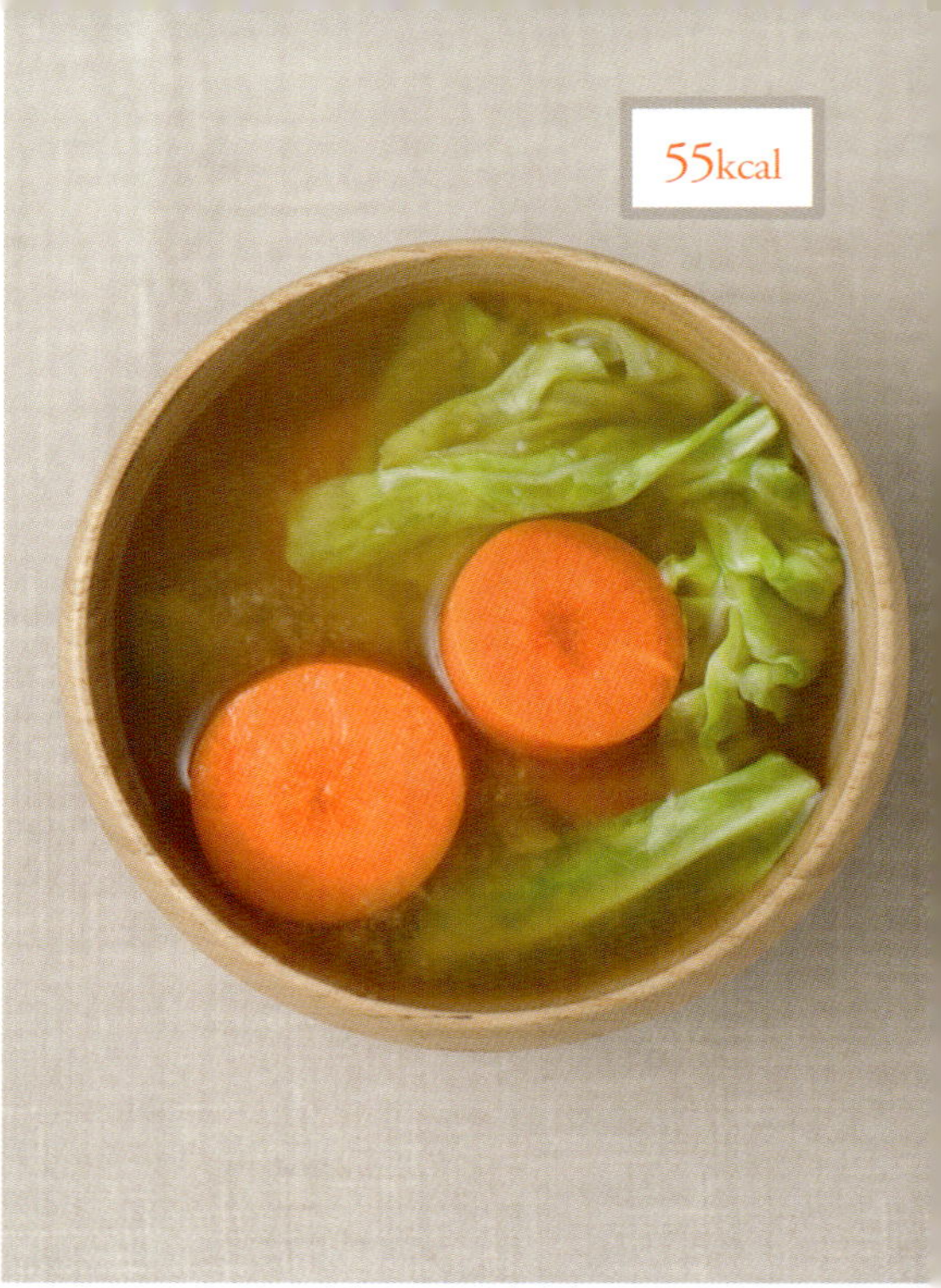

材料（2人分）

キャベツ……⅛個（ざく切り）
にんじん……½本（大きめの一口大に切る）
だし……2カップ
みそ……大さじ1～1½

作り方

1 鍋にだしとにんじんを入れて火にかけ、煮立って1～2分したらキャベツを加え、みそを溶き混ぜ、再び煮立つ直前に火を止める。

Dr.奥田のやせナビ

カリウムが豊富なキャベツとにんじんをシャキシャキ快い歯応えを残して調理することで、和洋を問わないオールマイティーなみそスープに。

れんこんと三つ葉のみそ汁

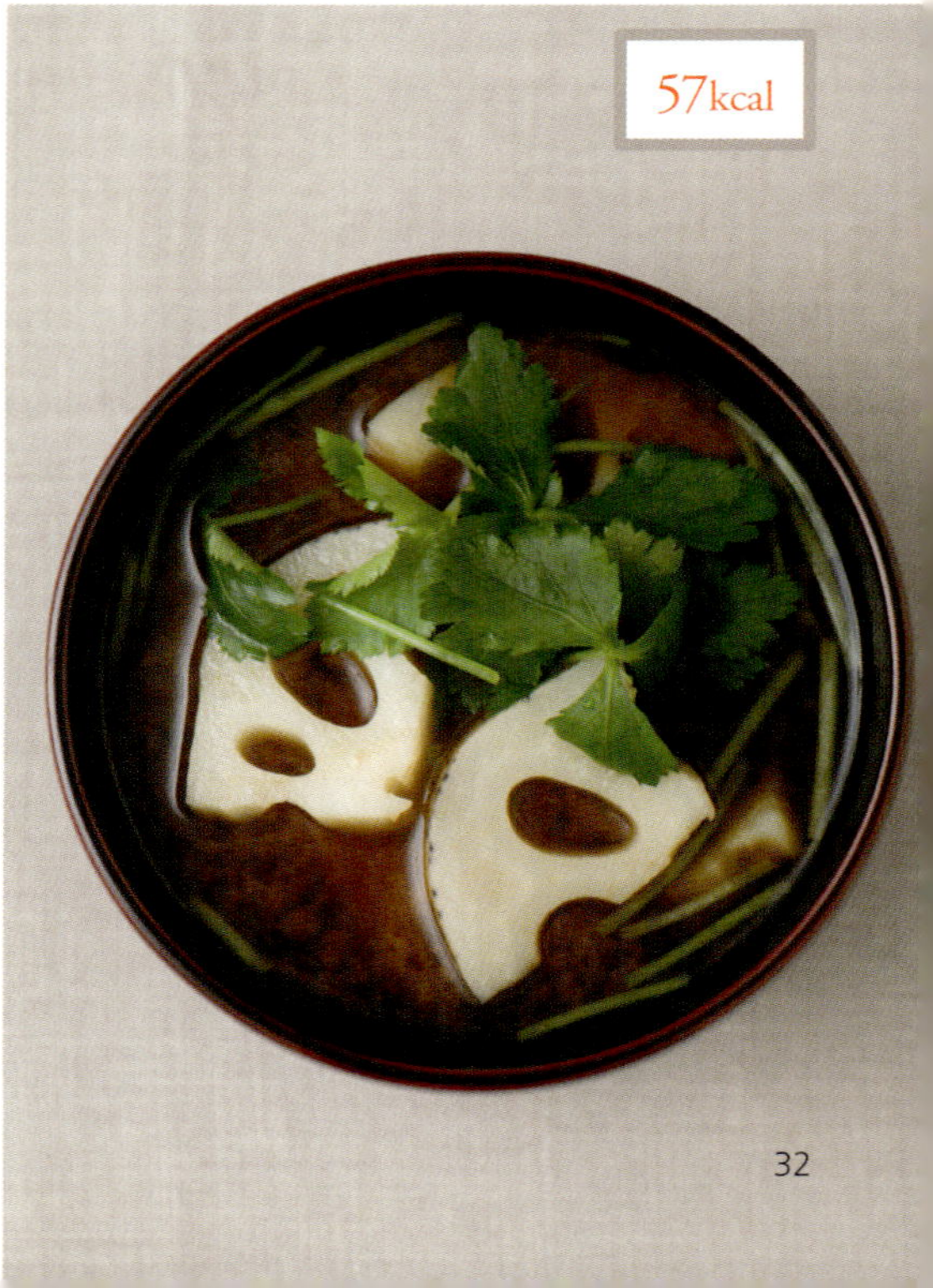

材料（2人分）

れんこん……½本（皮つきで大きめの一口大に切る）
三つ葉……10g（長さ3cmに切る）
だし……2カップ
みそ……大さじ1～1½

作り方

1 鍋にだしとれんこんを入れて火にかけ、煮立って2～3分したらみそを溶き混ぜ、再び煮立つ直前に火を止めて三つ葉を入れる。

Dr.奥田のやせナビ

食物繊維が豊富な根菜類のれんこんを皮つきのまま大きめにカットすることで、コリコリ歯応えのあるみそ汁に。仕上げに香り立つ三つ葉のアクセントを。

PART 2

内臓脂肪を調理法で落とす。

同じ食材でも調理法を工夫することで、内臓脂肪をより効率よく落とすことが可能です。ＰＡＲＴ２では、鶏肉や豚肉を主菜や副菜に使いながら、脂肪分をうまく落とす調理法や、かみ応えを出すことを意識した調理法で、つい食べ過ぎてしまうのを自然に防げるアイデアレシピをご紹介します。

内臓脂肪に効く調理法とは？

肉の余分な脂肪も調理次第！

脂肪の多い肉は、摂り過ぎると内臓脂肪を増やす原因になります。しかも**肉の脂肪は分解されると多くは飽和脂肪酸になり、コレステロール値を上げる作用があります。**

調理法を工夫すれば、肉の脂肪をうまく落として必要な肉のタンパク質を摂取できます。例えば、脂肪の多い豚ロースや鶏もも肉を使う際は、余分な脂身がついた部分を切り落としてから調理するだけでも、脂肪の摂取を抑えられます。また、肉は揚げるより炒める、炒めるより焼く、焼くよりゆでたり煮るほうが脂肪の量を落とせます。こうした基本ルールを知っておくと、脂肪の摂り過ぎを心配せず、肉料理を美味しくいただくことができます。

調理法で食べ過ぎをセーブ！

「早食いは太る」といわれます。これは、脳にある「満腹中枢」と関係があります。通常、胃の中に食べものがある程度入ると、脳に満腹シグナルが送られ、それ以上食べたくなくなります。しかし、脳の満腹中枢が働くまでに10数分かかるので、早食いをすると、満腹シグナルが伝わる前にどんどん食が進んでしまいます。

調理の仕方ひとつで、早食いも抑制できます。ポイントは、食材の「かみ応え」を出すことです。例えば、食材を大きめにカットしたり、加熱時間を短くしたりする。硬さが残り、咀嚼回数が自然と増える。咀嚼に時間がかかり、満腹感を早く覚えます。

よくかむと、口の中ででんぷんが分解されてブドウ糖ができるので、食材が持つ本来の甘みを味わうこともできます。調理法を工夫するだけで、内臓脂肪がたまりにくい食生活に改善できるのです。

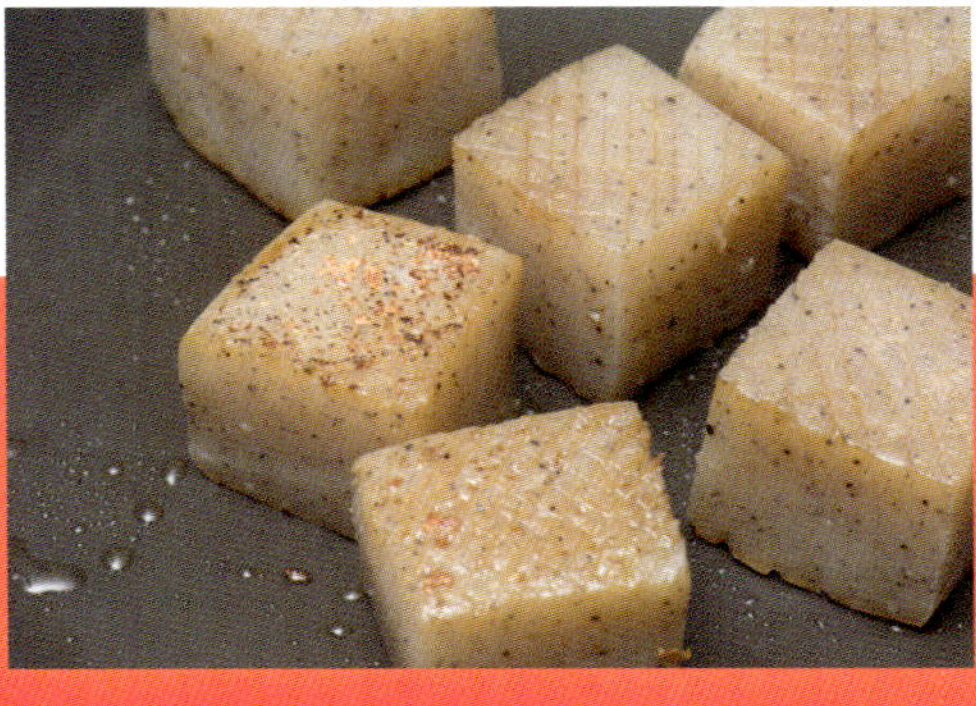

柔らかな食材も大きめに切ると、咀嚼回数が増えて早食い防止に。

内臓脂肪を**調理法**で落とす。

内臓脂肪を「調理法」で落とす 1

鶏肉の余分な脂肪を落とすコツ

鶏肉は脂身のついた皮をそぎ落とすのが鉄則!

牛肉、豚肉、鶏肉の中で、脂質が最も少ないのが鶏肉。料理によく使われる鶏のもも肉やむね肉は、霜降り肉のように脂が肉全体に混じりこむことはなく、皮の下に黄色っぽい脂身がつきます。

鶏肉料理を作る際は、**脂身のついた皮を取り除くひと手間を加えることで、脂肪の摂取量をカットできます。**皮のパリパリ感も楽しみたい場

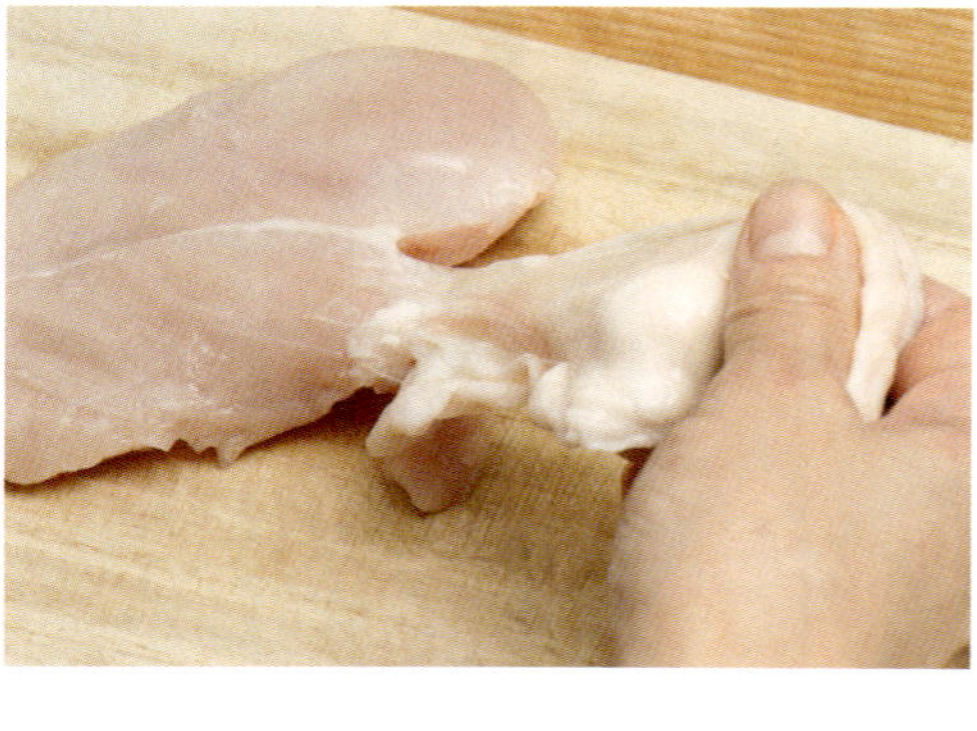

鶏肉の皮の裏には脂がたっぷり。

合は、皮を半分ほど切り落とすだけでも違います。

脂肪分の多い皮つき鶏もも肉の場合、包丁の刃先を使って脂身のついた皮をそぎ落とすように少しずつ切り離していきます。鶏肉の脂身は臭みの原因にもなるので、取り除くことで料理の風味もアップします。

脂身が少ない淡白な白身の鶏むね肉は、低カロリーで栄養価が高いため人気ですが、**皮つきの場合はもも肉同様、脂身のついた皮をそぎ落としてから調理しましょう。**

鶏肉の加熱方法も、**揚げるより炒める、炒めるより焼く、焼くよりゆでたり煮たりすること**で、料理に含まれる余分な脂肪の量をカットできます。

もも肉は押し焼きで脂分をさらにカット！

鶏もも肉を焼く際は、脂身のついた皮を取り除いても多少脂分が残っているので、油をひかずに焼きましょう。

やや強めの中火でこんがり焼けば、皮がなくても表面がカリッとした食感に仕上がります。その際、鶏肉を上から押さえてじゅっと押し焼き

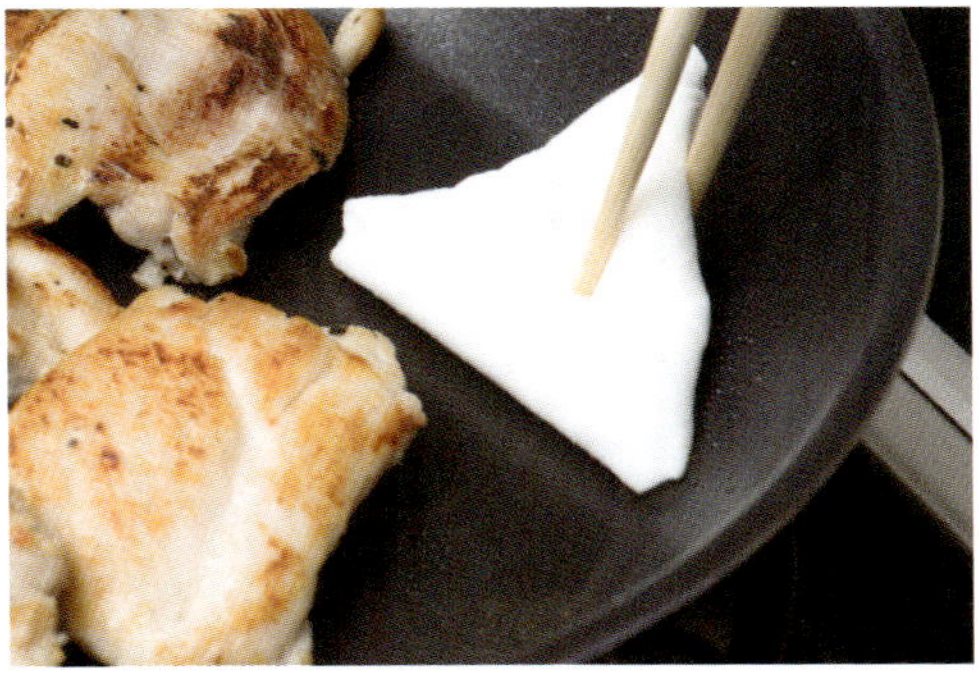

肉からしみ出る脂はクッキングペーパーで吸う。

にすることで、余分な脂分をさらに落とすことができます。鶏肉からしみ出てきた脂は、クッキングペーパーで素早く吸い取りましょう。

低脂肪のむね肉はゆでた後ラップでしっとり感アップ！

鶏肉の中でもとりわけ脂肪分の少ない皮なしのむね肉は、肉料理に使うには理想的ですが、ゆでるとどうしてもパサパサした食感になりがちです。

だからといって、油分の多いドレッシングやたれをたっぷりかけてしまえば、脂肪の摂取量がかえって増えてしまいかねません。

鶏むね肉のパサつきを抑えるコツは、**ゆでた後に食品包装用ラップフィルムに包んで余熱を取ること**です。これによって、しっとり柔らかな食感に仕上がるので、油分の多いたれを使わなくても、美味しくいただけます。

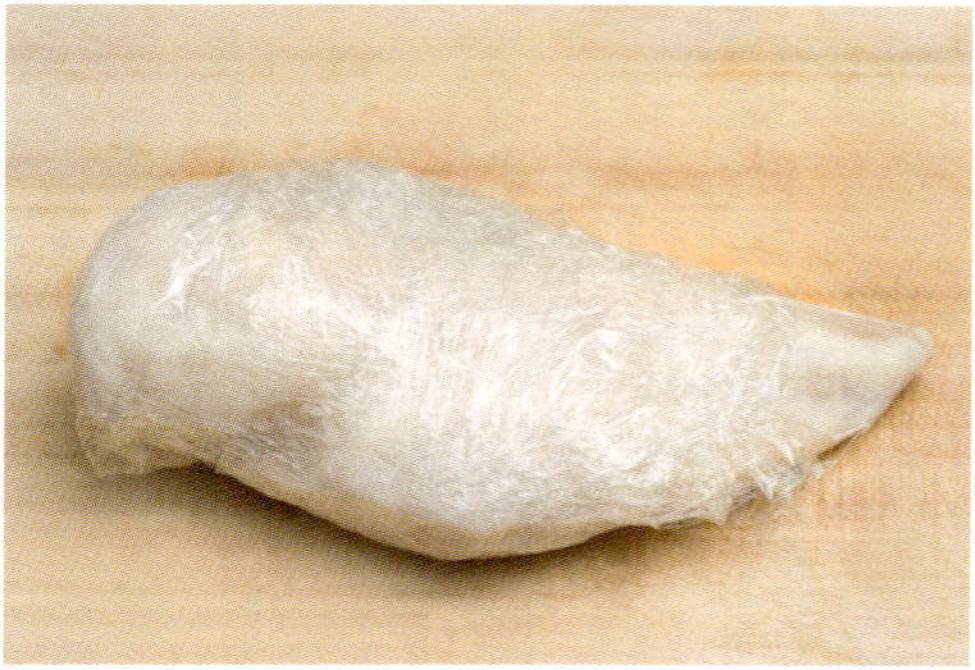

ゆでた鶏むね肉をラップで包む。

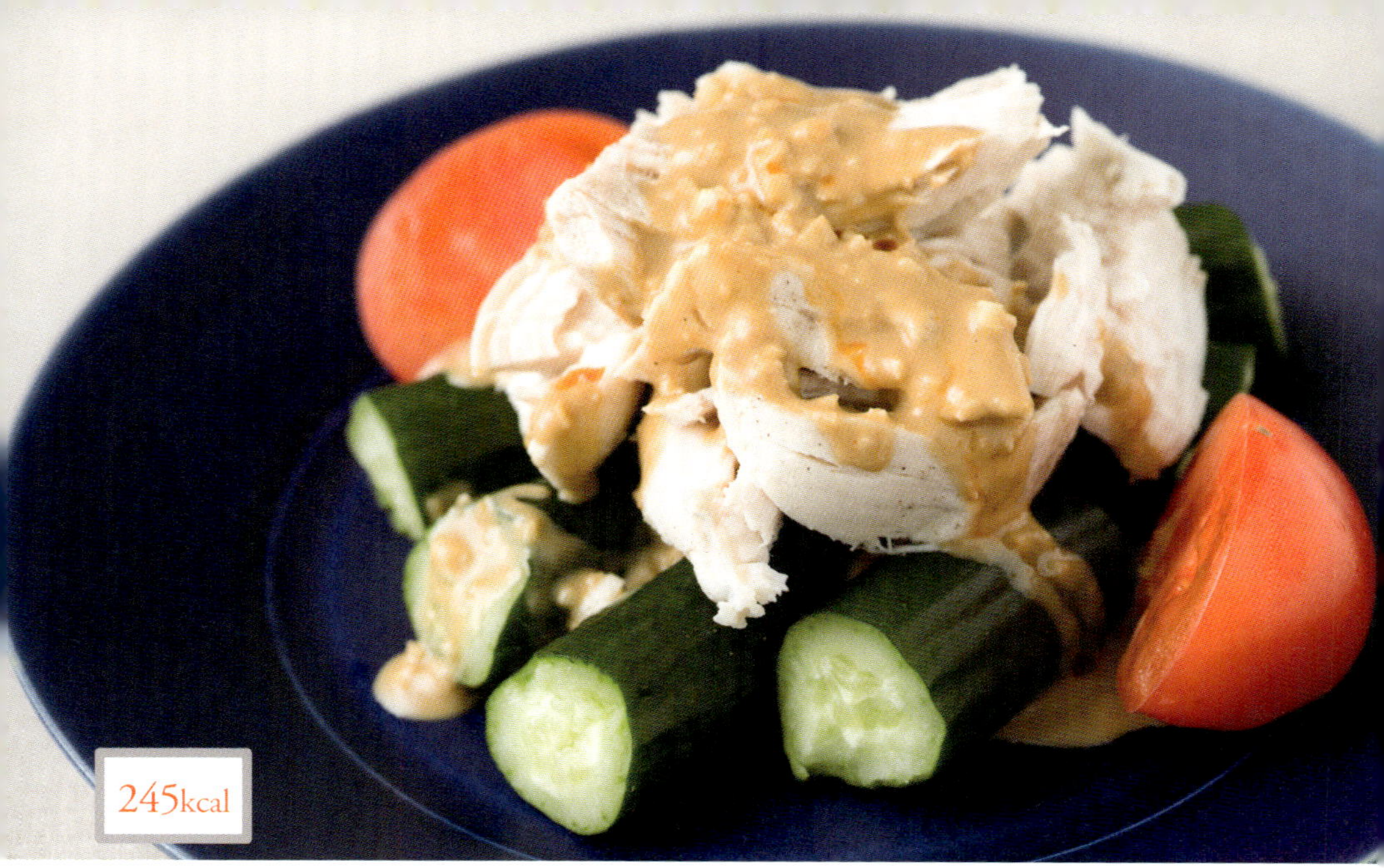

ゆで鶏バンバンジー

「えっこれがバンバンジー!?」と驚くような
ダイナミックな野菜のあしらいで
見た目も食べ応えも存在感のある一品に。
皮なし鶏むね肉にラー油も少量だけで
脂肪分をしっかりカット。

材料（2人分）

鶏むね肉（皮なし）……1枚
きゅうり……2本（ブツ切り）
トマト……1個（2等分に切る）

A
- 塩……少々
- こしょう……少々
- 酒……小さじ1
- おろししょうが……1かけ分

B
- 練り白ごま……大さじ1
- 砂糖……小さじ1
- しょうゆ……小さじ2
- 酢……小さじ2
- にんにく……1かけ（みじん切り）
- しょうが……1かけ（みじん切り）
- ラー油……少々

作り方

1 鶏むね肉にAをすり込み、常温で30分間置く。

2 直径20cmのフライパンに水4カップを入れて火にかけ、煮立ったら鶏むね肉を入れて中火で5分間ゆで、火を止めた後、10分間置いたら、ざっくりほぐす。

3 皿にきゅうりとトマトと2を盛り、Bを混ぜてかける。

Dr.奥田のやせナビ

きゅうりやトマトを大きくカットすることで、通常のバンバンジーより一段と食べ応えがアップ。

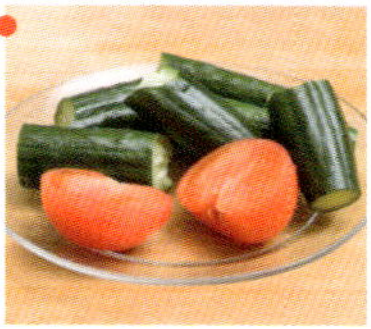

よだれ鶏

中国四川料理のよだれ鶏も、皮なし鶏むね肉を使えば、脂肪を極力抑えたヘルシーな一皿に。粉山椒をピリリと効かせることで、塩気が立つので塩分も控えられます。

材料（2人分）

鶏むね肉（皮なし）……1枚
塩……少々　　こしょう……少々
（鶏肉は塩・こしょうをすり込み、30分置く）
豆もやし……1袋　　ごま油……小さじ1
豆板醤……小さじ1　　香菜……適量

A
- にんにく……1かけ分（みじん切り）
- しょうが……1かけ分（みじん切り）

B
- しょうゆ……小さじ2
- 酢……小さじ2
- 砂糖……小さじ½
- 粉山椒……小さじ½

作り方

1. 直径20cmのフライパンに水4カップを入れて煮立て、豆もやしを入れて3分間ゆでたらザルに取り出しあげる。
2. 次に鶏むね肉を1のフライパンに入れて中火で5分間熱し、火を止めて10分間置いたら、大きめに切る。
3. フライパンにごま油とAを入れて弱火にかけ、香りが立ったら豆板醤を入れて軽く炒め、火を止めたらBを入れて混ぜ、さらに水（分量外）を大さじ½入れる。
4. 皿に1と2を盛り、3をかけて香菜を添える。

204kcal

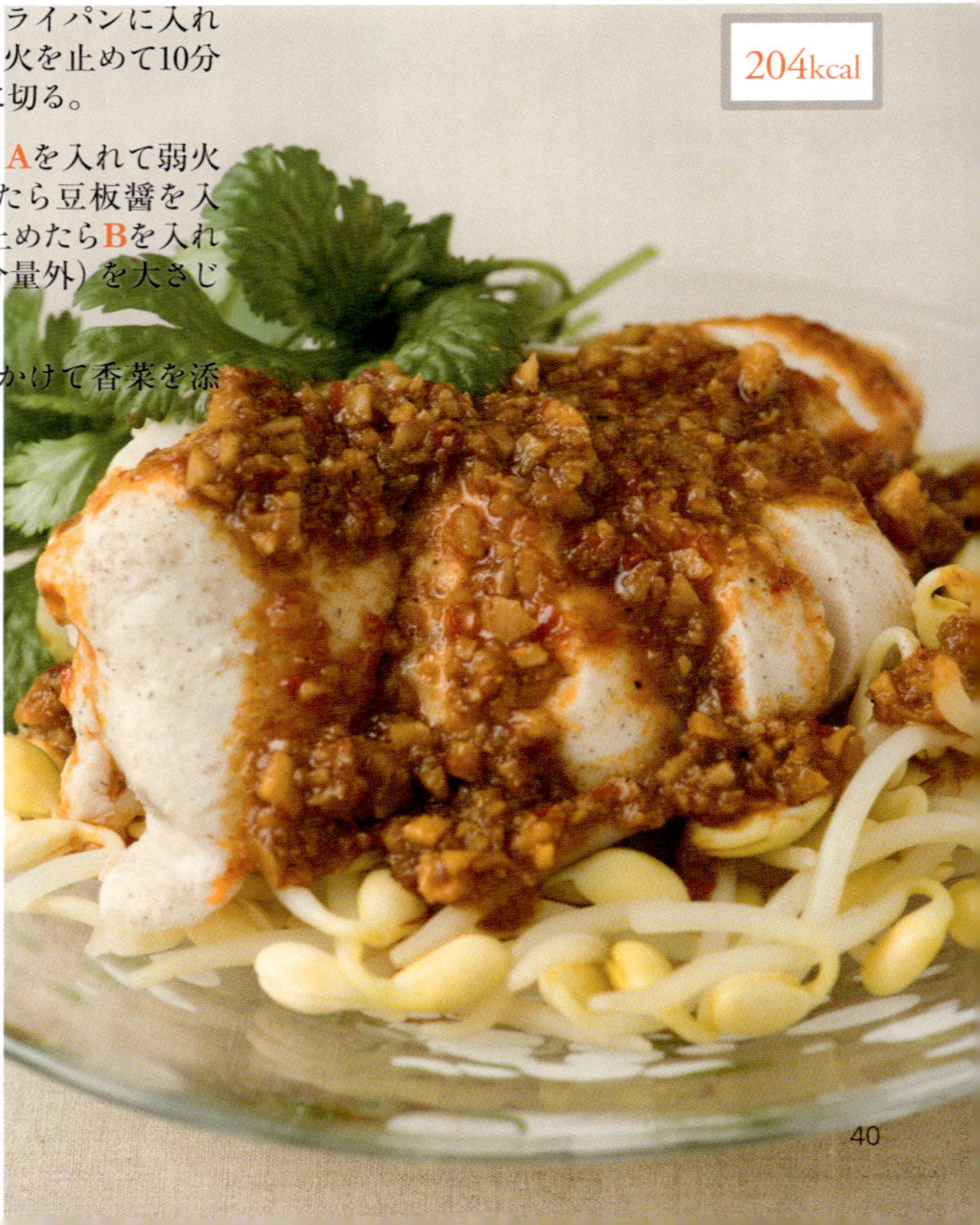

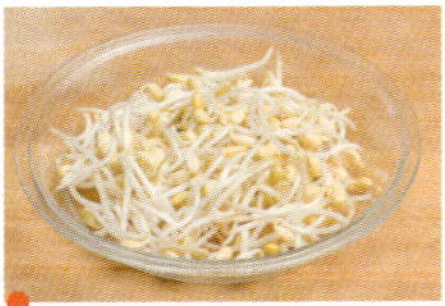

Dr.奥田のやせナビ

コリコリしたかみ応えのある豆もやしを使うことで、咀嚼回数が自然と増え、満腹感につながります。

鶏もも肉のグリル

鶏もも肉の皮と脂身をしっかり取り除き、
押し焼きしてさらに脂を落とすことで
皮なしでもパリパリ感のある仕上がりに。
パプリカやズッキーニも脂肪を燃やすのに一役。

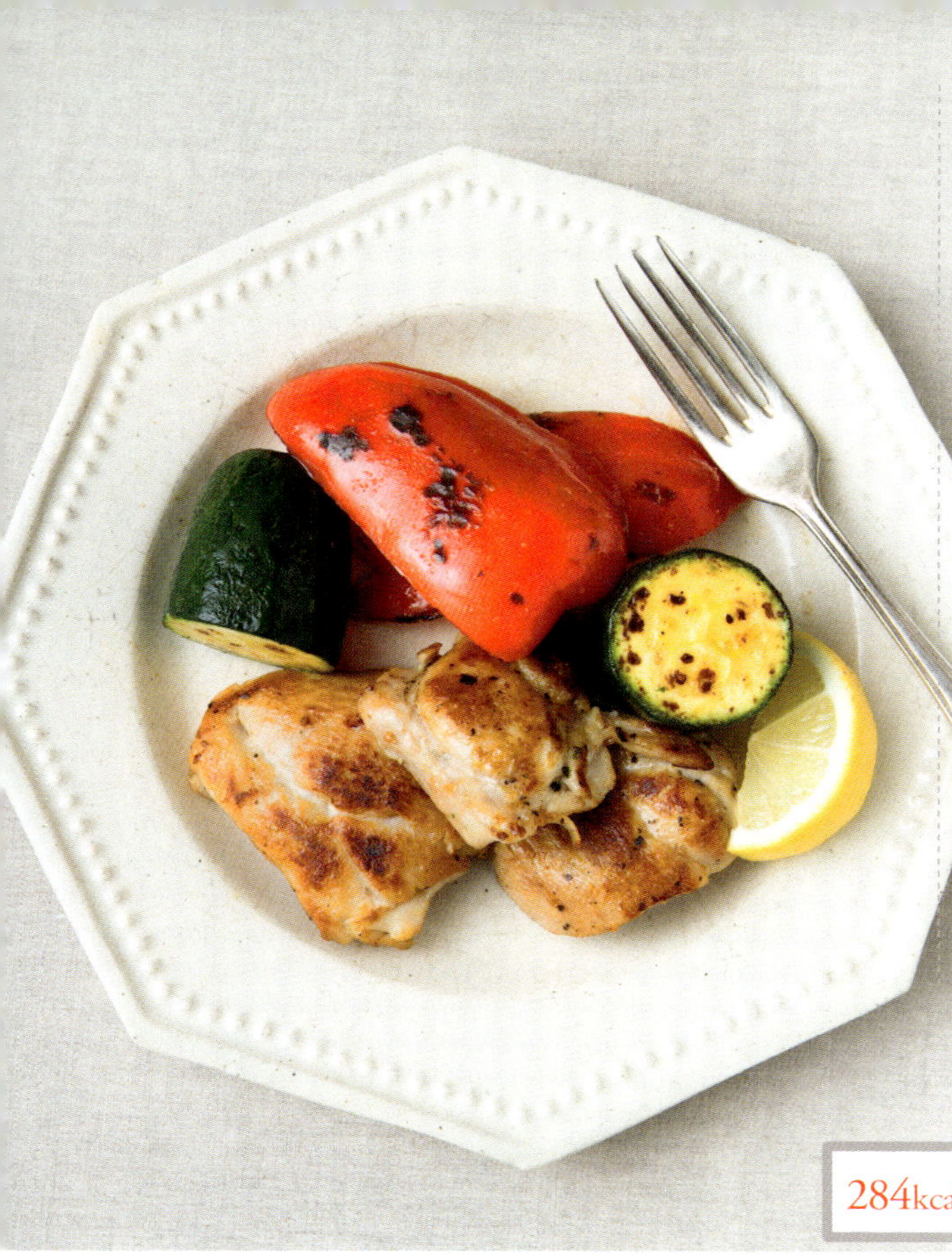

284kcal

材料（2人分）

鶏もも肉……小2枚
塩……少々
こしょう……少々
（鶏肉は皮をはがし脂を除き、塩・こしょうをすり込み、2～3等分に切る）
パプリカ……1個（4等分に切る）
ズッキーニ……1本（4等分に切る）
レモン……適量
A［ 塩……小さじ1/3
　　こしょう……少々

作り方

1 フライパンを熱し、鶏もも肉を押しながら強めの中火で焼き、こんがりしてきたら裏に返し、パプリカとズッキーニも入れて一緒に焼く。

2 1にAを振り、さっと焼いたら、皿に盛り、レモンを添える。

Dr.奥田のやせナビ

肉を押し焼いて落とした脂をクッキングペーパーで吸い取ることで、余分な脂を逃さずカット！

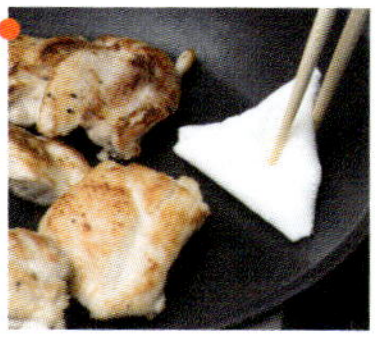

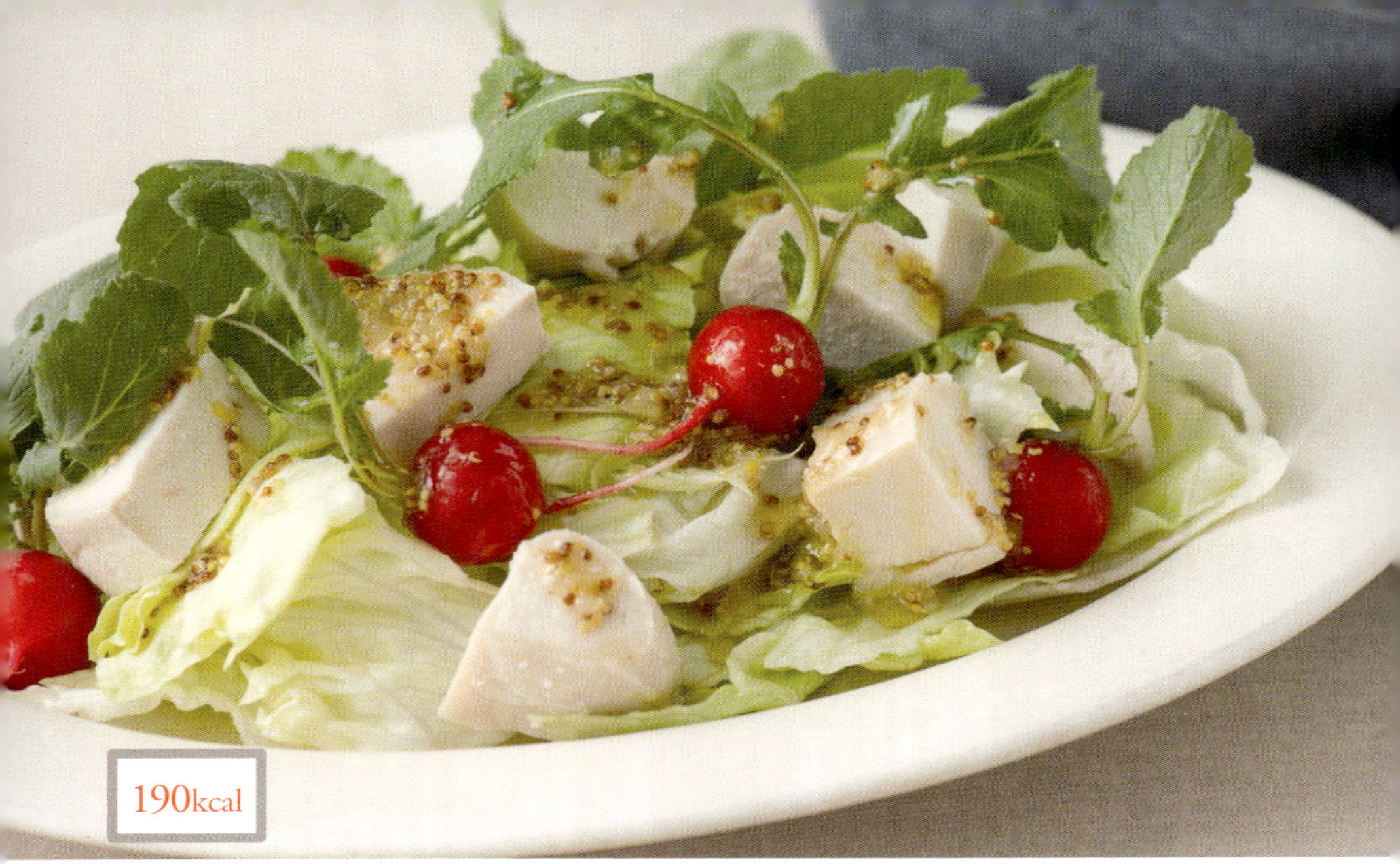

190kcal

サラダチキン

ゆでた皮なしのジューシーな鶏むね肉に丸ごとラディッシュとざく切りレタスの彩りサラダは、低脂肪ながら食べ応え十分。油分や塩分控えめでも、おろし玉ねぎや粒マスタードがピリッと快いアクセントに。

材料（2人分）

鶏むね肉（皮なし）……1枚
ラディッシュ……8個
レタス……¼個
A［塩……小さじ½
　砂糖……小さじ½
B［白ワインビネガー……小さじ2
　塩……小さじ⅓
　おろし玉ねぎ……小さじ1
　粒マスタード……小さじ1
　オリーブ油……小さじ2

作り方

1 鶏むね肉にAをすり込み、常温で30分間置く。

2 直径20cmのフライパンに水4カップを入れて火にかけ、煮立ったら1を入れて蓋をし、再び煮立ったら、中火で5分間ゆで、火を止めた後10分間置く。

3 肉をラップ（食品包装用ラップフィルム）に包んで冷ましたら、大きめに割く。

4 大きくちぎったレタスとラディッシュと3を盛りつけ、Bをかける。

Dr.奥田のやせナビ

低脂肪な鶏むね肉はパサつきがちですが、ゆでた後、ラップに包んで冷ますことで、しっとり感をキープ。

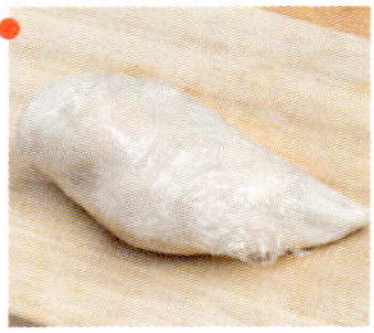

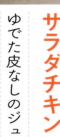

内臓脂肪の量を算出！

内臓脂肪の量は貯金と同じで、収支バランスで決まります。

例えば、「ちょっと太っておへそ周りのサイズが1㎝増えちゃった……」という時は、内臓脂肪が1kg増えていると考えられ、次のような計算式で換算できます。

〔腹囲 1cm＝内臓脂肪 1kg＝ 7000kcal 〕

外食などが続いて1000kcal オーバーの高カロリーな食事を1週間食べ続けたとしたら、単純計算すると内臓脂肪が1kg増え、腹囲が1㎝太くなる計算になります。1kgというと、1ℓ入りペットボトル1本分の重量に相当します。たった1週間で、自分の内臓に1ℓ入りペットボトルと同じ重さの内臓脂肪がべったり張り付いてしまうと考えると、ドキッとしますよね。「チリも積もれば山となる」とはまさにこのことです。

でも逆に、摂り過ぎた摂取カロリーを毎日の食事の中でちょっとずつ減らせば、その分内臓脂肪も落とせるということです。

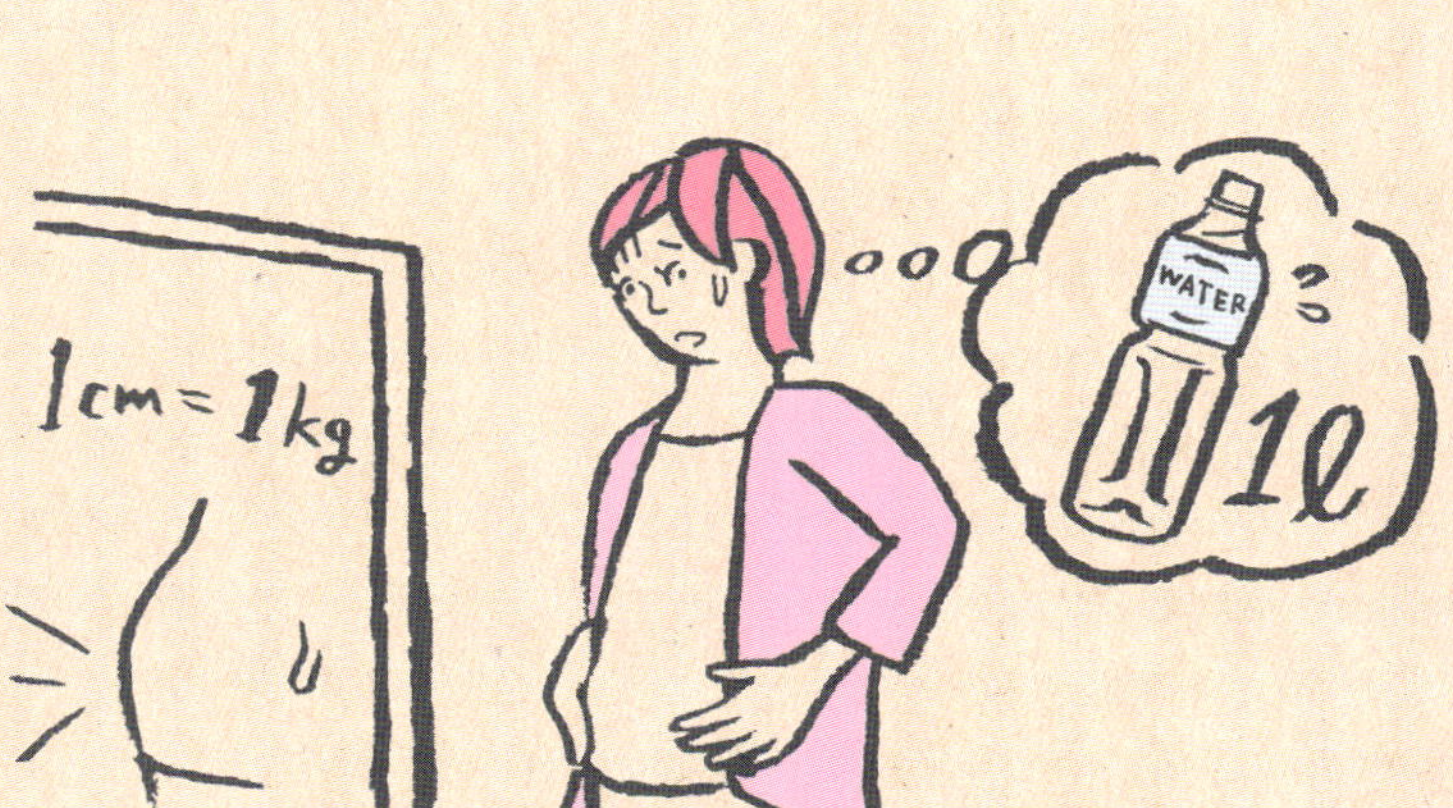

内臓脂肪を「調理法」で落とす ２

豚肉の脂は調理次第で大幅減

ロース肉の脂身は調理前に取り除く！

赤身の肉のふちに脂身のついたロース肉は、豚肉の部位の中でも特に美味しいといわれます。ただ、ロース肉には、ヒレ肉の5倍以上の脂肪が含まれています。例えば同じとんかつを食べても、ロースのとんかつの場合は１００ｇあたり４６０キロカロリーなのに対して、ヒレ肉のとんかつは２７０キロカロリー程度で、脂身が多いだけで約２００キロカロリーも違ってくるのです。豚のロース肉を使う場合は、**調理前に余分な脂身を**

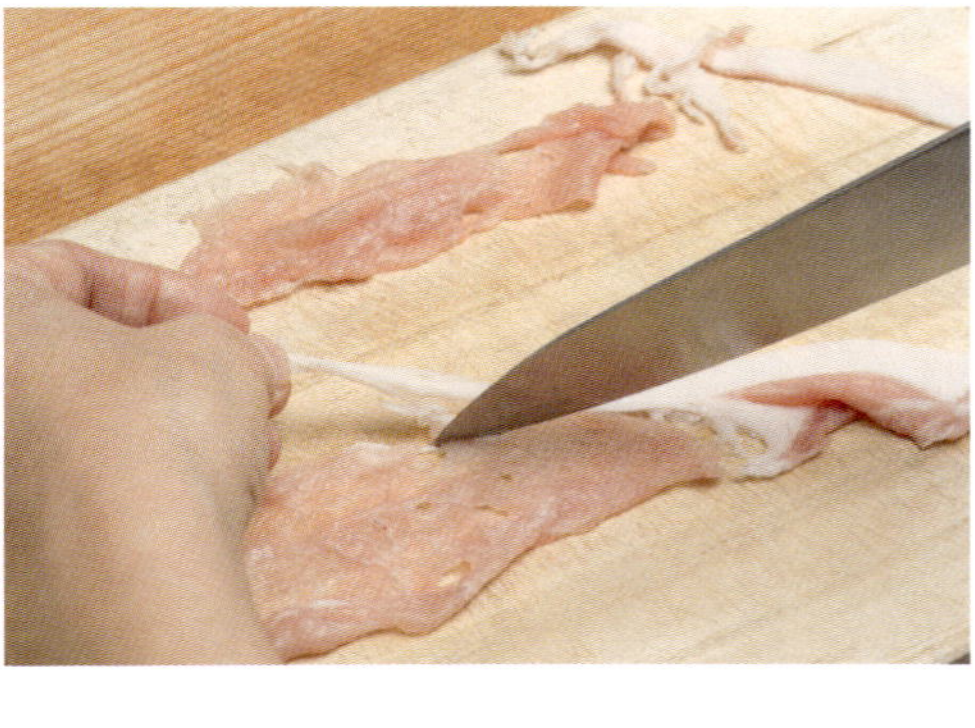

豚ロースの白い脂身は除去。

切り落とすことで、脂肪分の摂取量を大幅に抑えることができます。豚肉の中でもおなかのほうについているバラ肉は脂肪分がさらに多いけれど、足の付け根のもも肉は脂肪分が少ないのでおすすめです。

蒸して、しみ出た脂分も捨てる！

豚肉も、**揚げるより炒める、炒めるより焼く、焼くよりゆでる・煮ることで、余分な脂肪分を落とすことができます。**

例えば脂身つきのロース肉でも、生姜焼きにすれば約２５０キロカロリーになり、ヒレ肉のとんかつよりも低カロリーになります。豚肉はダイエットの敵というイメージがあるかもしれませんが、たとえ脂身が多いロース肉を使っても、料理法しだいで摂取カロリーをぐっと抑えられるのです。脂身を切り落としてから調理すれば、さらに脂肪の摂取量を落とせます。「しゃぶしゃぶ」や「ゆで豚」にすれば、焼くよりもさらに豚肉の脂肪を減らすことができ、さっぱりといただけます。ゆでて脂分を落とすことで、豚肉の臭みも軽減します。電子レンジで蒸す場合は、耐熱皿にしみ出てくる余分な脂分も残さず捨てることで、脂肪の摂取量をさらに減らせます。

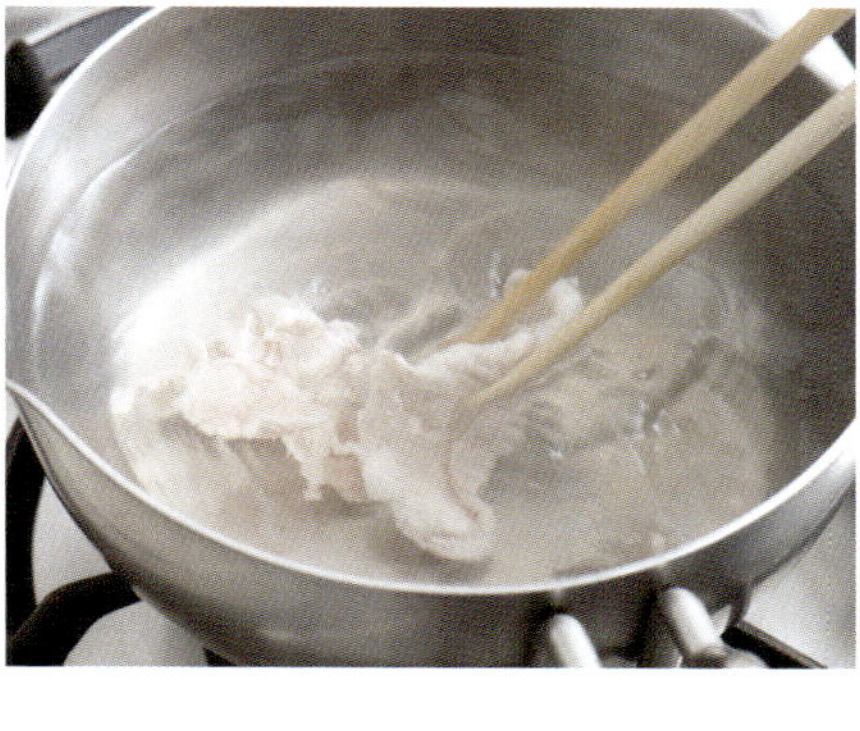

豚肉の余分な脂分を熱湯でゆでて落とす。

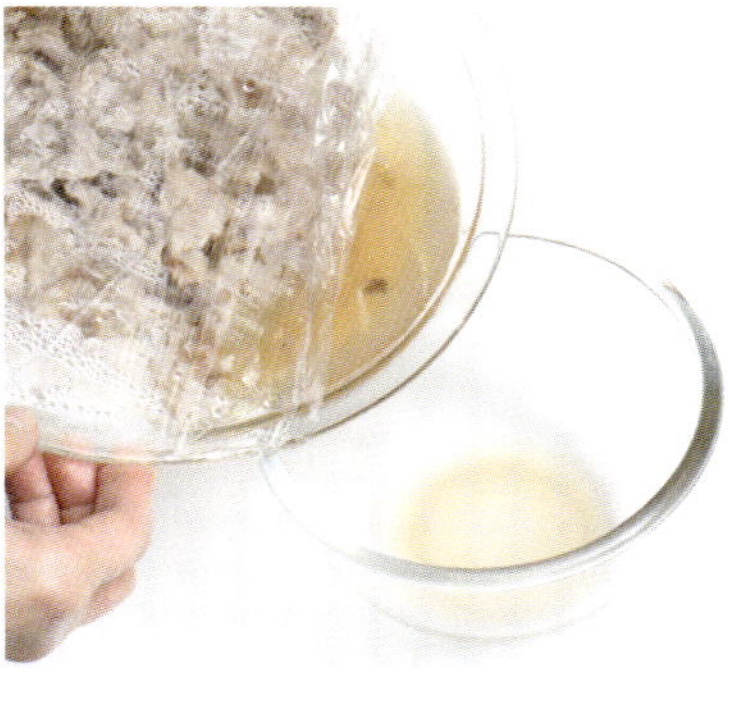

電子レンジで蒸した際にしみ出る脂分は捨てる。

豚しゃぶサラダ

脂身を取り除いた豚ロースをゆでて脂をダブルで落としつつ、さっと手軽に作れる即席サラダ。食物繊維が豊富なしめじと栄養が豊富な小松菜がたっぷり摂れるのもうれしい！

材料（2人分）

豚ロース（しゃぶしゃぶ用）……200g
（脂身を除く）
しめじ……1パック（大きめの房に分ける）
小松菜……200g（長さ6～7cmに切る）

A
- オイスターソース……大さじ1
- しょうゆ……小さじ1
- 酢……小さじ2
- 砂糖……小さじ½
- おろしにんにく……少々
- ごま油……少々

作り方

1 熱湯でしめじと小松菜をさっとゆで、ザルにあげる。

2 豚ロースを同じ鍋に入れ、弱火でゆでてザルにあげる。

3 皿に1と2を盛り、Aを振りかける。

Dr.奥田のやせナビ

しめじをばらばらにせず大きめの房に分け、小松菜も長めに切ることで、より食べ応えのあるサラダに。

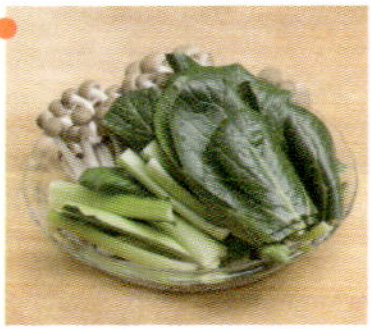

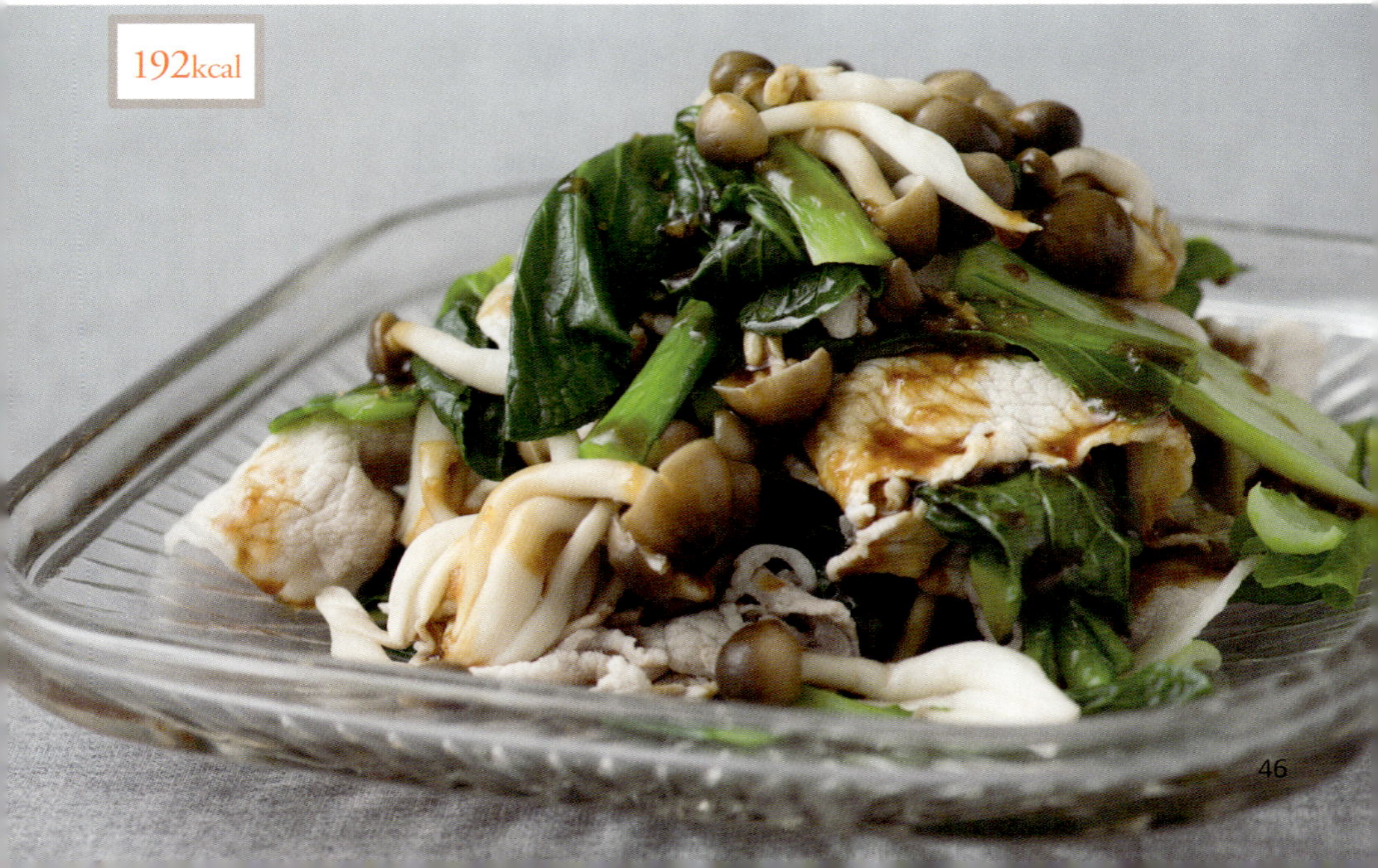

ゆで豚キムチ

脂身を除いてゆでた豚ロースとキムチをさっと炒めることで、余分な油分を摂らない工夫。食物繊維が豊富なエリンギを長めに切ることで、咀嚼回数もアップ。

材料（2人分）

豚ロース（しゃぶしゃぶ用）……200g
　（脂身を除く）
エリンギ……1パック100g
　（縦4つ割りにし、長さを2等分）
白菜キムチ……150g（ざく切り）
　＊発酵が進んだキムチを使うとよりうまみが増す。

A
- にら……１束（5～6cmに切る）
- おろしにんにく……少々
- すり白ごま……小さじ2

作り方

1　豚ロースを熱湯でゆでて水気を切る。

2　フライパンを熱し、エリンギをこんがり焼き、キムチを加えて熱々にしたら、1とAを加えて和える。

Dr.奥田のやせナビ

通常の豚キムチより油分をカット。シンプルな味つけでもキムチのうまみでおいしくいただけます。

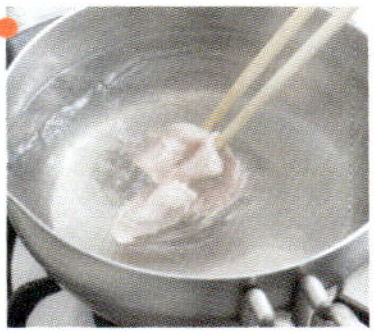

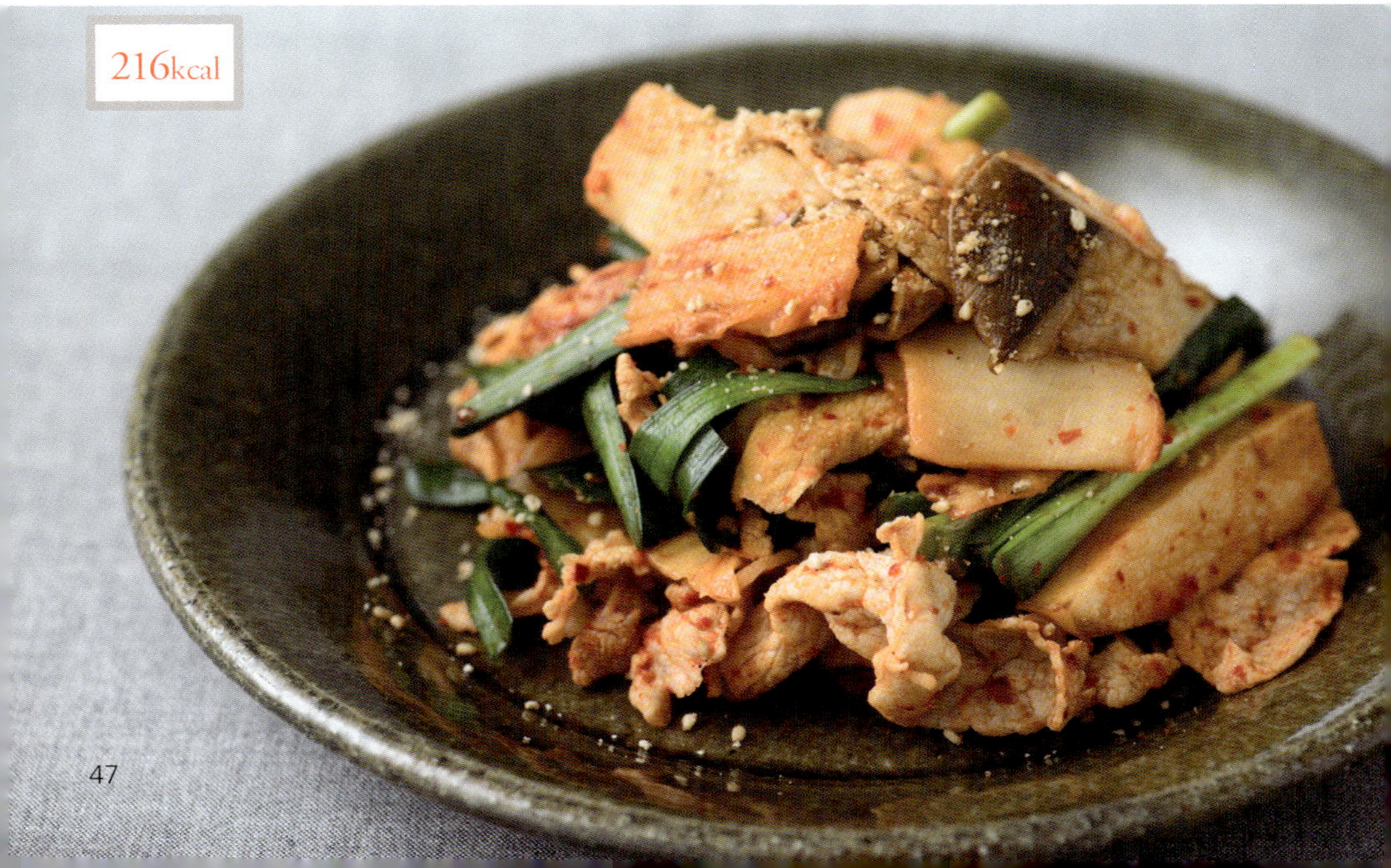

216kcal

えのきのシューマイ

皮に低脂肪なえのきを使うことで
通常のシューマイよりも歯応えが快く、
早食いや食べ過ぎを防ぐのにも一役!
脂身の少ない豚ももひき肉は、加熱後に
しみ出る脂分もしっかりカット。

材料(2人分)

豚ももひき肉……150g
玉ねぎ……¼個(みじん切りにして耐熱ボウルに入れ、600Wの電子レンジで30秒間加熱し、布巾で包んで水気を絞る)
片栗粉……大さじ1
えのき……1パック(長さの半分に切り、ほぐしてもむ)
辛子しょうゆ……少々

A
- しょうゆ……小さじ1
- 酒……小さじ1
- おろししょうが……½かけ分
- ごま油……小さじ⅓

作り方

1 豚ももひき肉にAを順に加えて混ぜ、片栗粉をまぶした玉ねぎを加えて混ぜ、全体を6等分にして丸める。

2 えのきを1にまぶしつけて握る。

3 耐熱皿に2を並べ、ラップをかけて600Wの電子レンジで5分間加熱する。

4 耐熱皿にしみ出た脂分をしっかり切って、皿に盛り、辛子しょうゆを添える。

197kcal

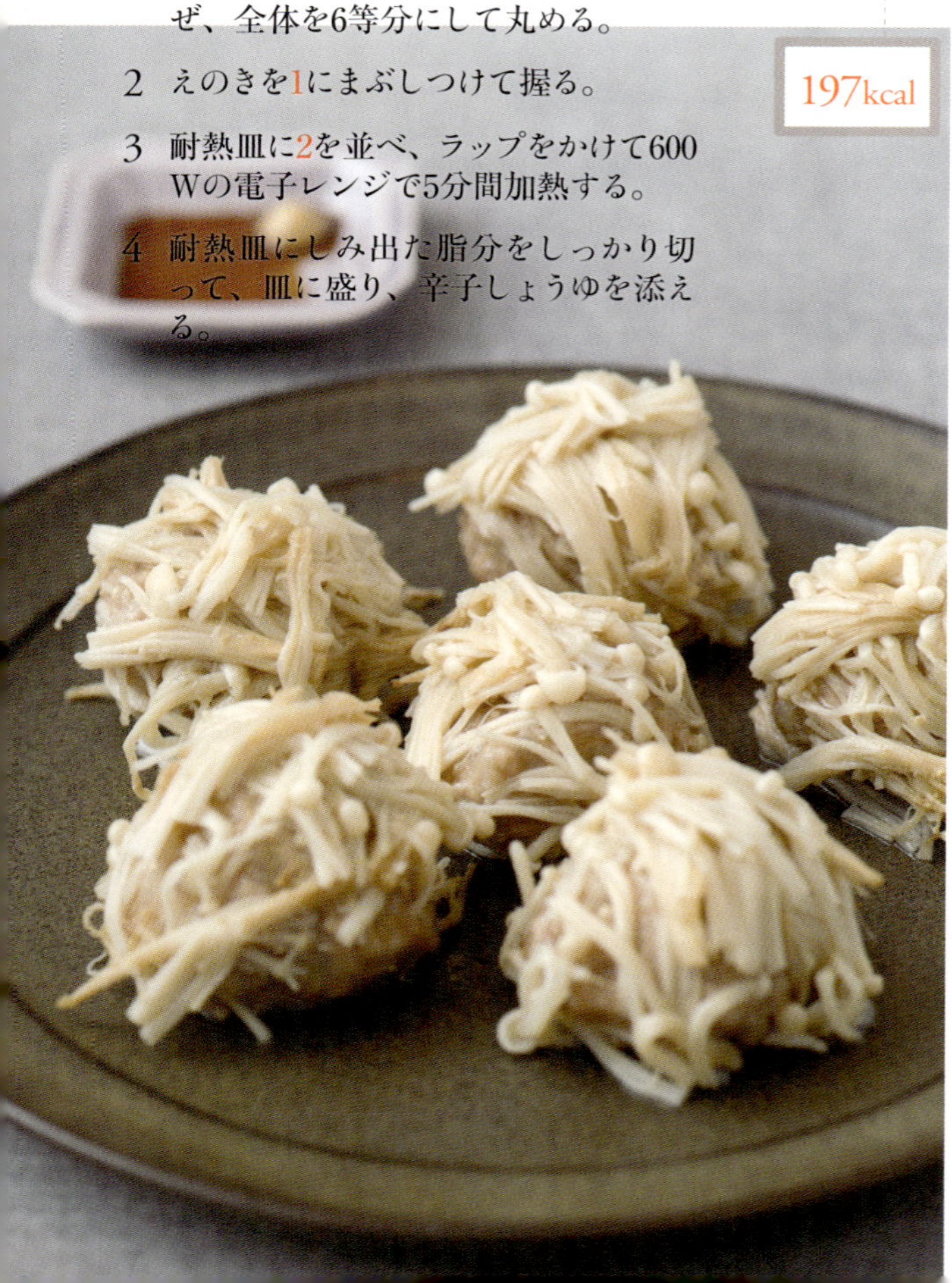

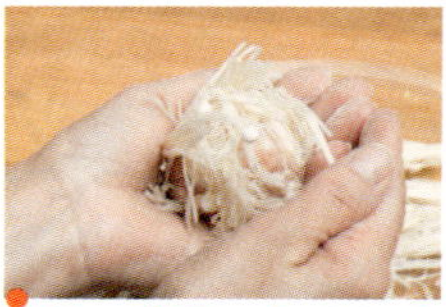

Dr.奥田のやせナビ

えのきをまぶす前に冷凍して作り置きも可能。解凍する前にえのきをまぶして電子レンジで加熱すればOK。

豚肉ともやしのレンジ蒸し

家計に優しく調理しやすいもやしと脂を落とした
豚ロースをレンジで蒸すだけで素早くできる
簡単&低カロリーな時短料理。少量のごま油と梅肉の
風味を効かせて見た目もお腹も満足する主菜に！

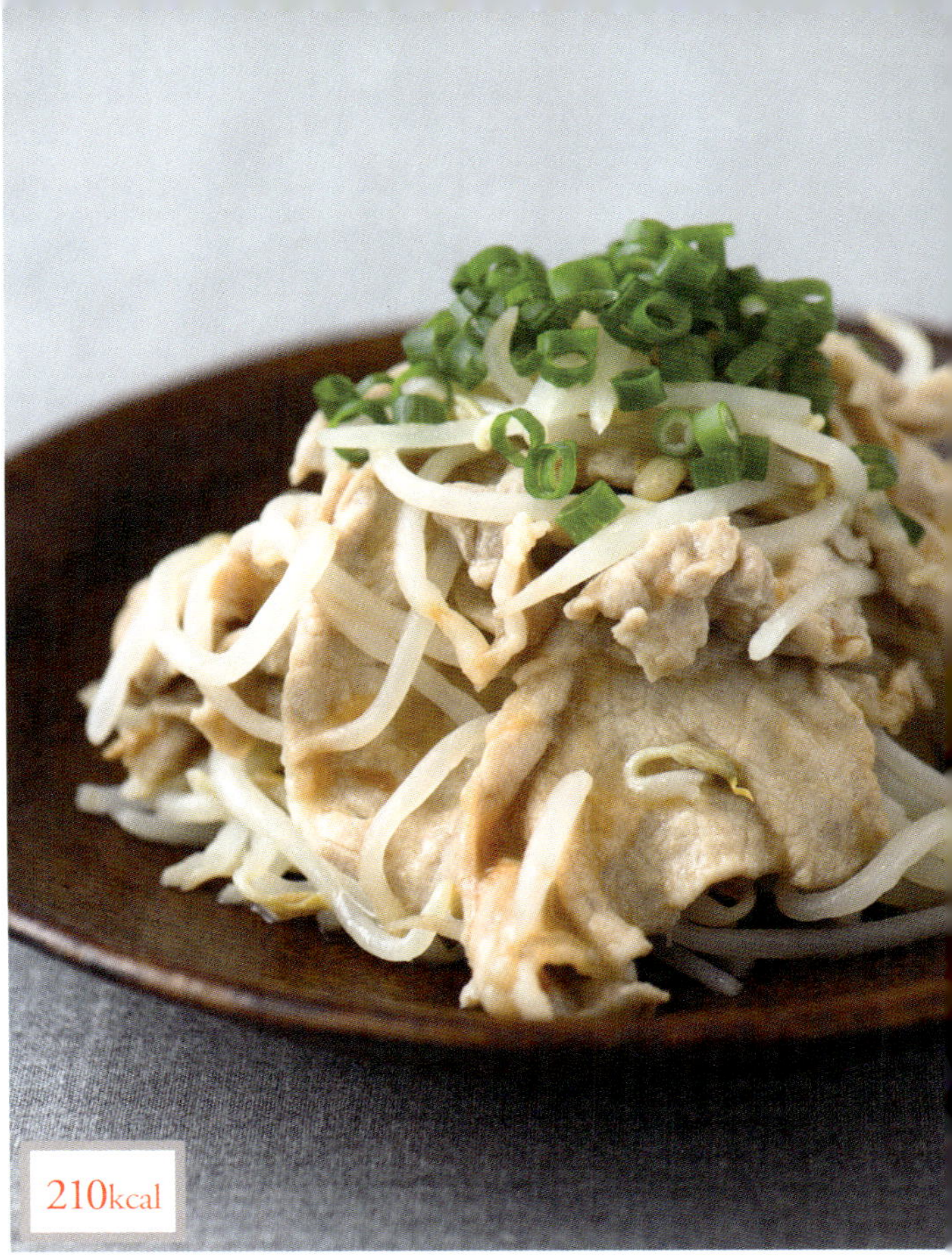

材料（2人分）

豚ロース薄切り……200g
もやし……1袋
万能ねぎ（小口切り）……少々

A
- 梅肉……小さじ2
- オイスターソース……小さじ1
- しょうゆ……小さじ½
- おろしにんにく……少々
- ごま油……小さじ⅓
- 片栗粉……小さじ⅓

作り方

1 ボウルに**A**を入れて混ぜ、脂を取り除いた豚ロースを入れてもみ混ぜる。

2 耐熱皿にもやしを広げ、1をのせてラップをし、電子レンジ（600W）で5分間加熱。

3 耐熱皿に溜まった余分な脂と水けを捨ててから、よく混ぜる。

Dr.奥田のやせナビ

調理前に豚ロースの脂を除去し、レンジ蒸し後に出た余分な脂を捨てることで脂をダブルでカット。

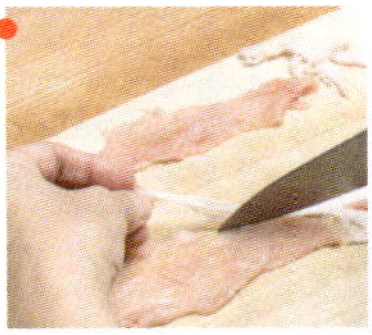

内臓脂肪を「調理法」で落とす 3

満腹感を出す決め手は「かみ応え」

食材の切り方は大きめ&長め！

よくかんで食事をすることで、脳の満腹中枢が刺激され、早食いによって量を食べ過ぎてしまうのを抑制するのに役立ちます。あまりかまずに食べるのが癖になっていると、ついうっかり早食いしてしまいがちです。

早食いを防ぐには、**食材の切り方を普段より大きめのサイズに切ること。**おのずと咀嚼回数が増えます。肉や魚も、野菜や海藻、きのこも、**普段よりちょっと大きめ、ちょっと長めにカットするだけ**で、驚くほど

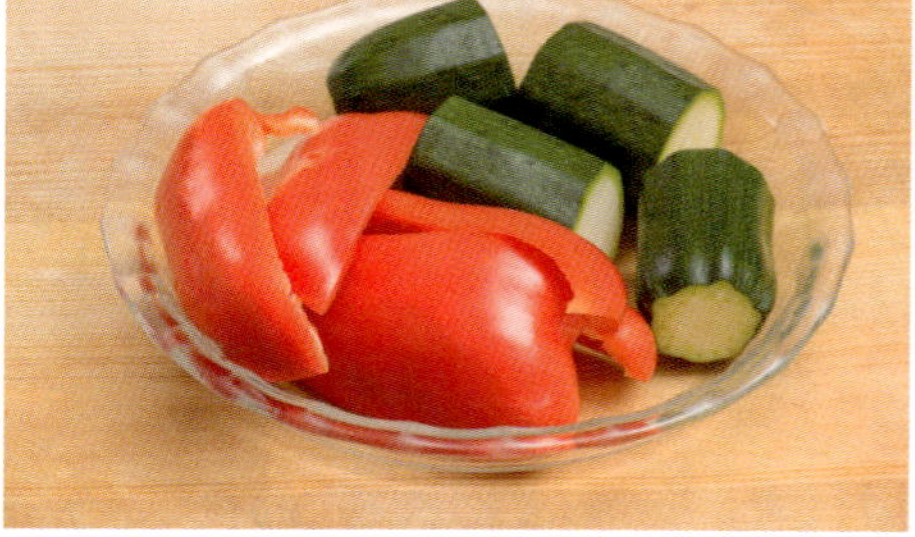

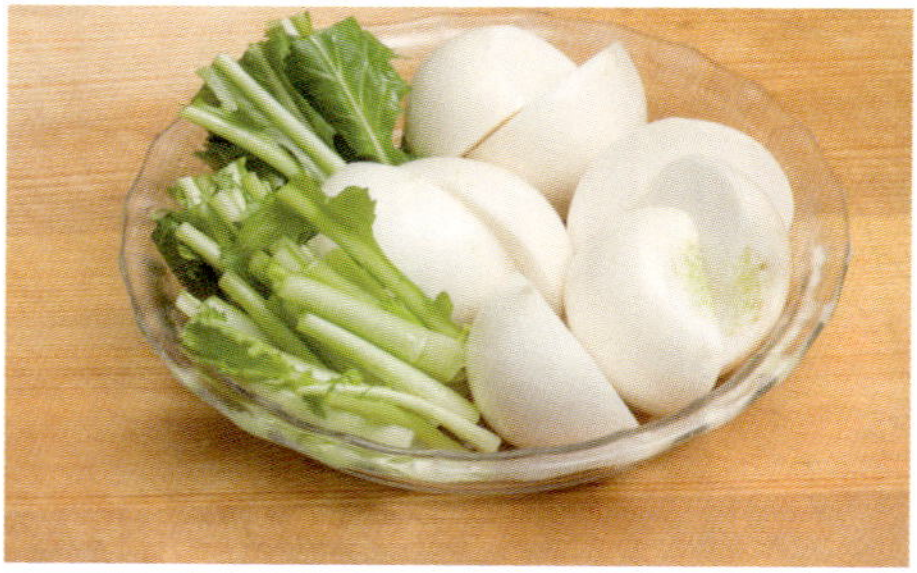

かぶやズッキーニ、パプリカなども大きめに切ることで咀嚼回数がアップ。

よくかんで食べられます。また、食材の大きさを揃えると、異なる食材同士でも食感がスムーズになりますが、あえて大きさや長さを揃えないことで、食べ過ぎを防ぐストッパーになります。

歯応えを作る裏わざ

かみ応えを出すためには、食材のかたさも普段より少し硬めに仕上げるのがポイントです。

焼いたり、ゆでたり、電子レンジなどで蒸したりする時間を少し短くするだけで、やや硬めの食感になります。海藻や寒天などの乾物を水で戻す際も、**通常より水に浸す時間を少し短くすること**で、シャキシャキした歯応えがアップします。

食材の加熱時間や戻し時間が短くなれば、それだけ料理にかかる時間も短縮できるので、一石二鳥です。もやしなど加熱してしんなりしやすい食材も、ぎゅっと水気を絞ることで、しゃっきりとかみ応えのある食感に仕上がります。

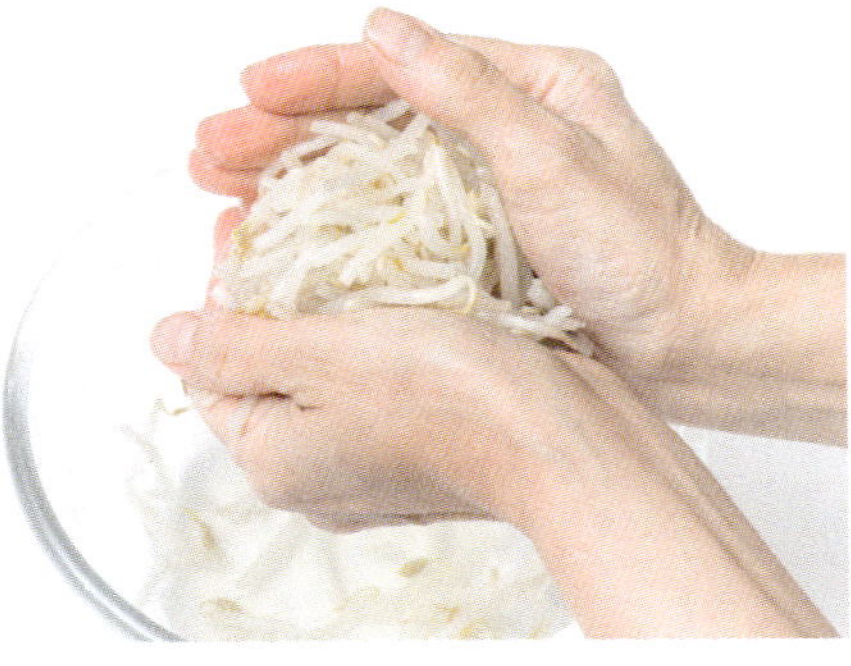

もやしなどしんなりしやすい食材も、加熱後に水気を絞ればシャキシャキに。

しらたきときゅうりの中華サラダ

食物繊維が豊富な
しらたきを塩もみしてゆで、
きゅうりも塩もみした後絞ることで
コリコリプリプリした食感に。
コクのあるごまの風味が
低脂肪な食材を引き立てます。

39kcal

材料（2人分）

しらたき……200g
（ざく切りにし、塩を振ってもみ洗いし、ゆでた後水気を切る）
きゅうり……1本
塩……小さじ½
（縦半分に切り、種を除き斜めに4等分。塩を振ってしんなりしたら洗い絞る）

A
- しょうゆ……小さじ2
- 酢……小さじ2
- 砂糖……小さじ⅓
- 練り辛子……小さじ½
- ごま油……小さじ½
- 炒り金ごま……小さじ½

作り方

1 ボウルに**A**を入れて混ぜ、しらたきときゅうりを加えて和える。

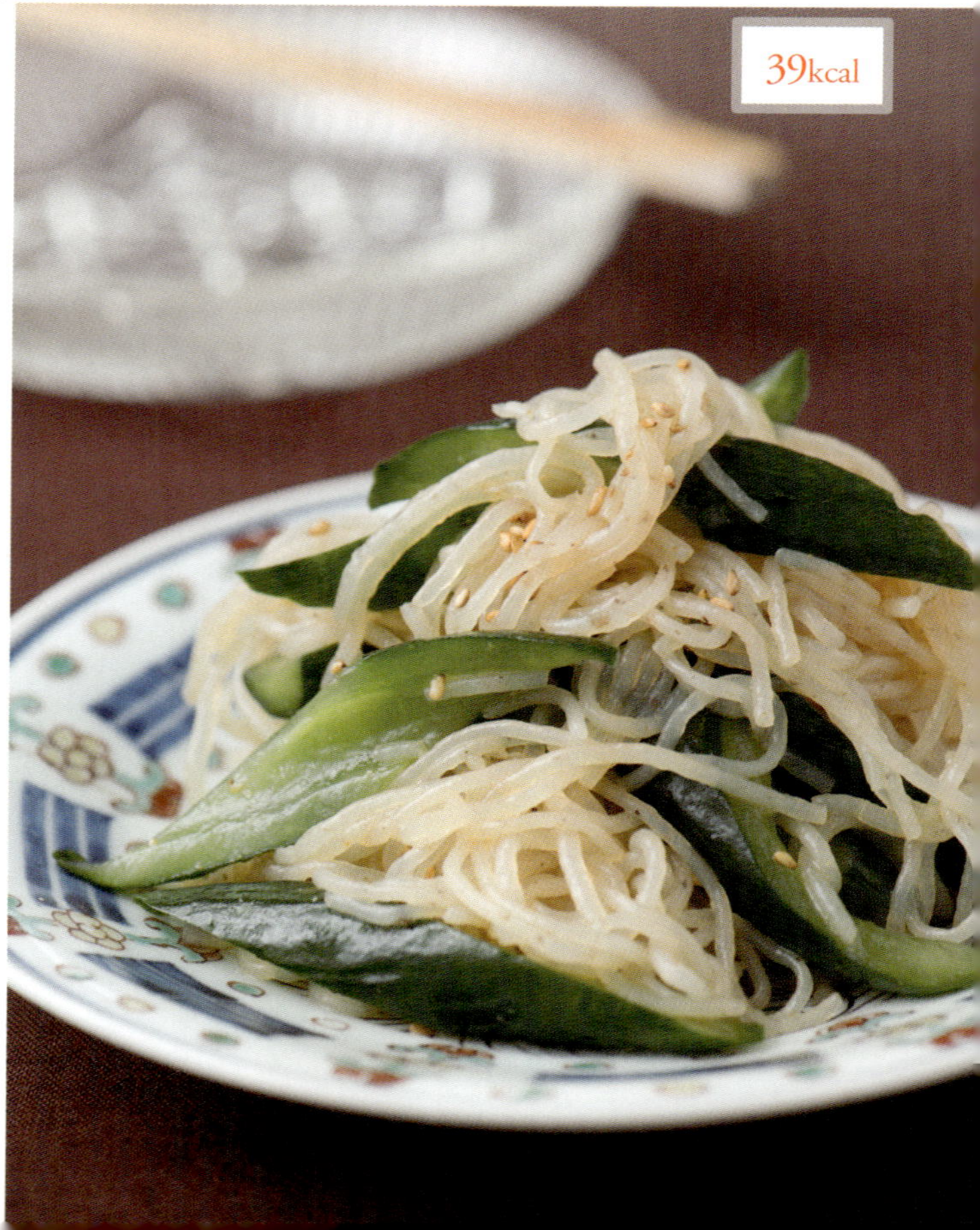

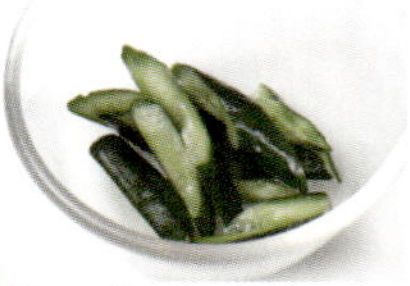

Dr.奥田のやせナビ

きゅうりを塩もみして洗った後、水気をぎゅっと絞ることで、よりしっかりしたかみ応えになります。

切り干し大根とこんにゃくのペペロンチーノ

パスタを切り干し大根に置き換えた斬新レシピ。
硬めに戻した乾物と、下ゆでしてざっくりちぎった
こんにゃくのコリコリシコシコした食感が絶妙！

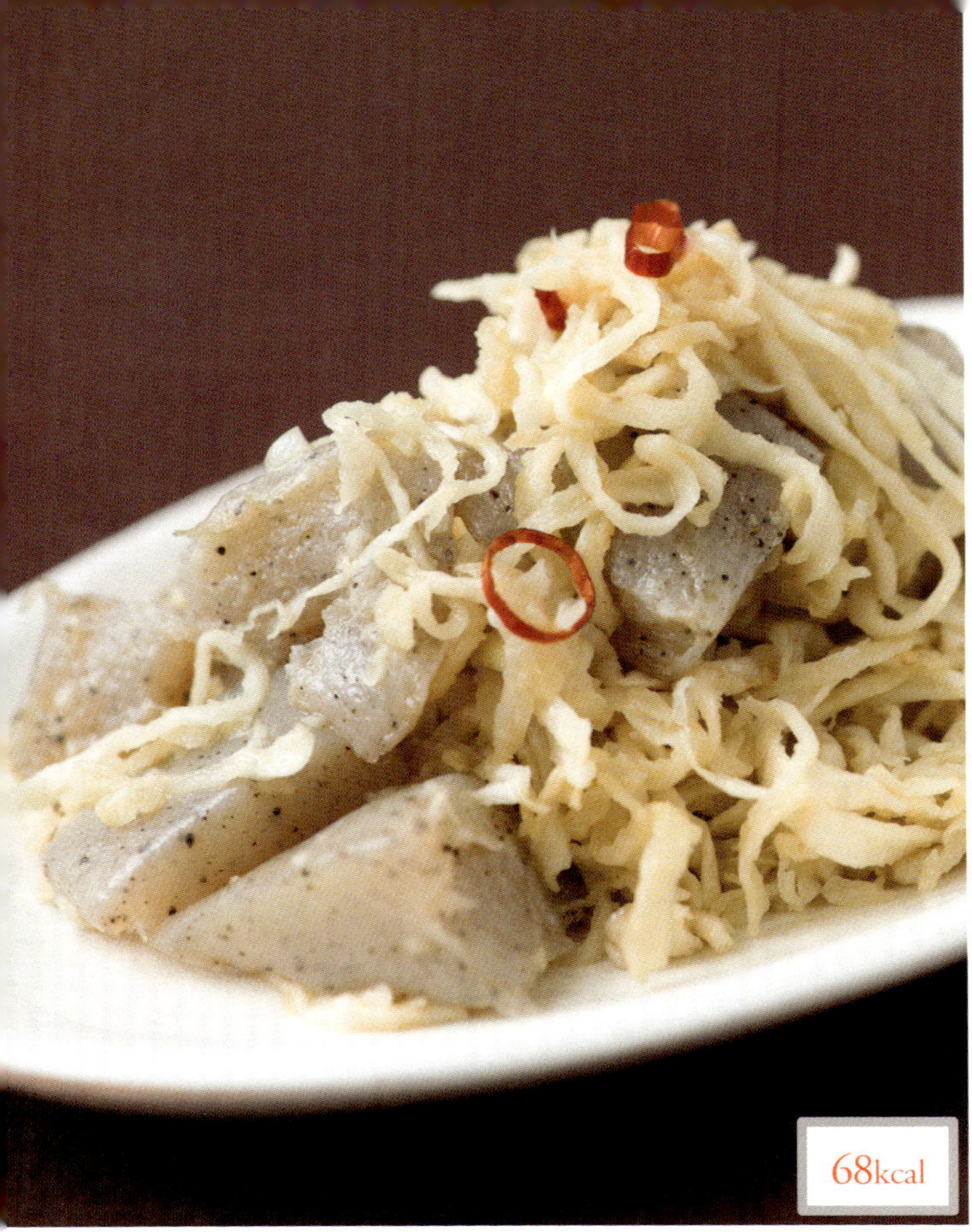

68kcal

材料（2人分）

切り干し大根……20g
（洗って5分間水に浸す）
こんにゃく……200g
（大きめにちぎり、塩を振ってもみ洗いし、ゆでてザルにあげる）
オリーブ油……大さじ½
にんにく……1かけ（みじん切り）
赤唐辛子……1本分（小口切り）
A［塩……小さじ⅓
　こしょう……少々

作り方

1 フライパンにオリーブ油とにんにくを入れ、弱火にかけ、香りが出たら赤唐辛子を入れて炒める。

2 1に水気を絞った切り干し大根とこんにゃくを入れて炒め、Aで味をつける。

Dr.奥田のやせナビ

切り干し大根などの乾物を戻す時間を通常より短くすることで歯応えが増します。

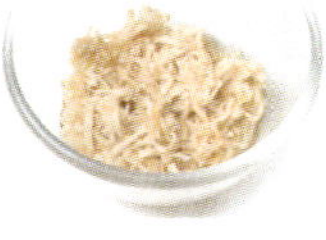

ブロッコリーの蒸し焼き

調味料はシンプルに塩・こしょうのみ。主役のブロッコリーをノンオイルでじゅっと蒸し焼きにしただけの潔い一品。かみ応え抜群で、緑黄色野菜の甘みが楽しめます。

材料（2人分）

ブロッコリー……1株（大きな房に分ける）

A
- 塩……小さじ1/3
- こしょう……少々
- 水……大さじ2

作り方

1 フライパンにブロッコリーとAを入れて蓋をし、強火にかけて蒸気が出たら、1分間加熱する。

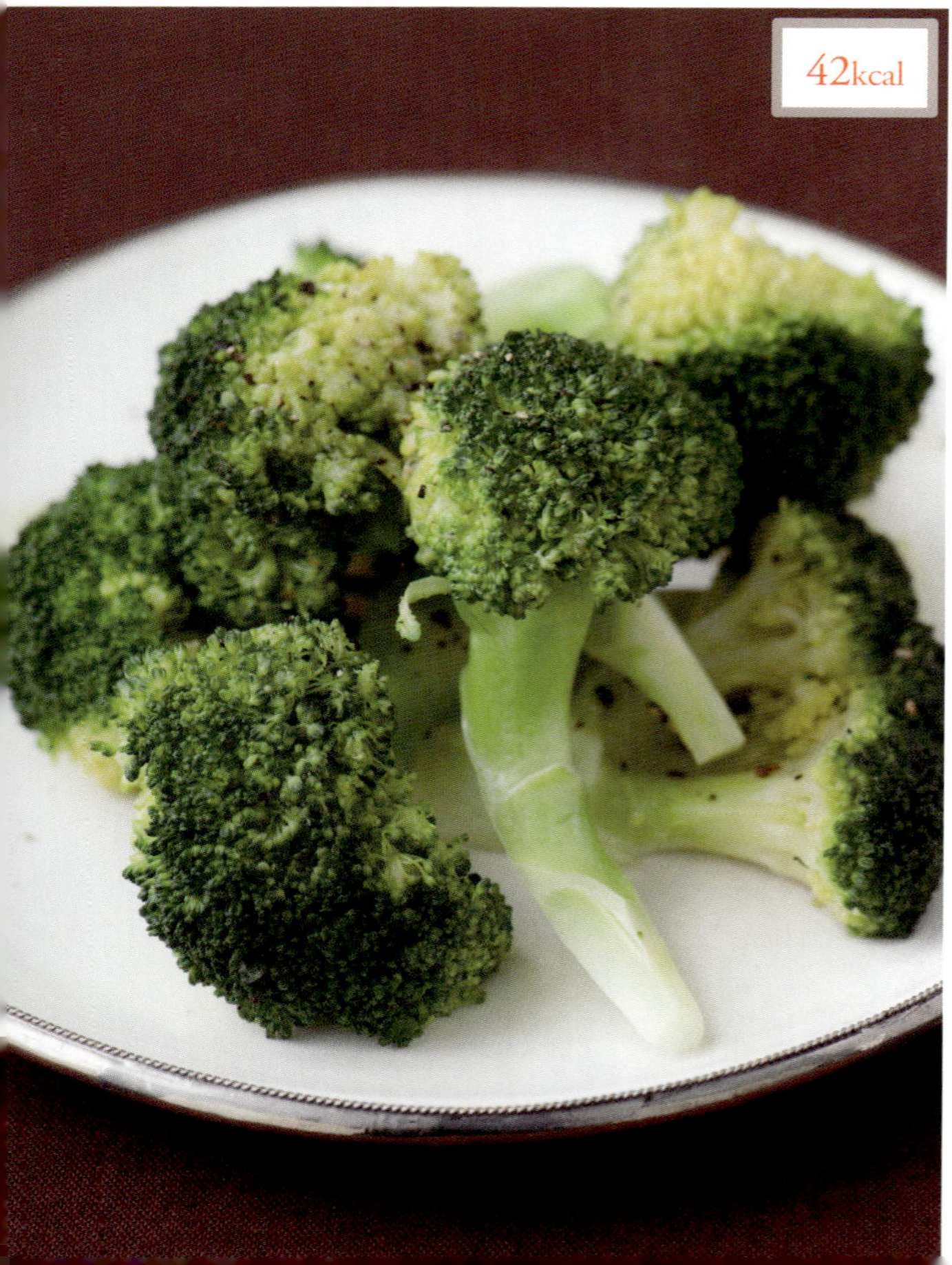

42kcal

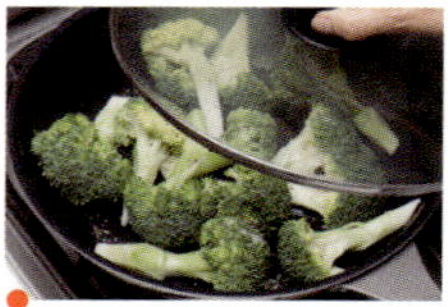

Dr.奥田のやせナビ

ブロッコリーを少なめの水で蒸し焼きにすることで、栄養分を逃さず、野菜本来の甘みをぎゅっと凝縮。

皮つきじゃがいもきんぴら

通常のきんぴらとは一線を画す
極太カットでカリッと炒めたじゃがいもは
皮つきにしてかみ応えをよりアップ。

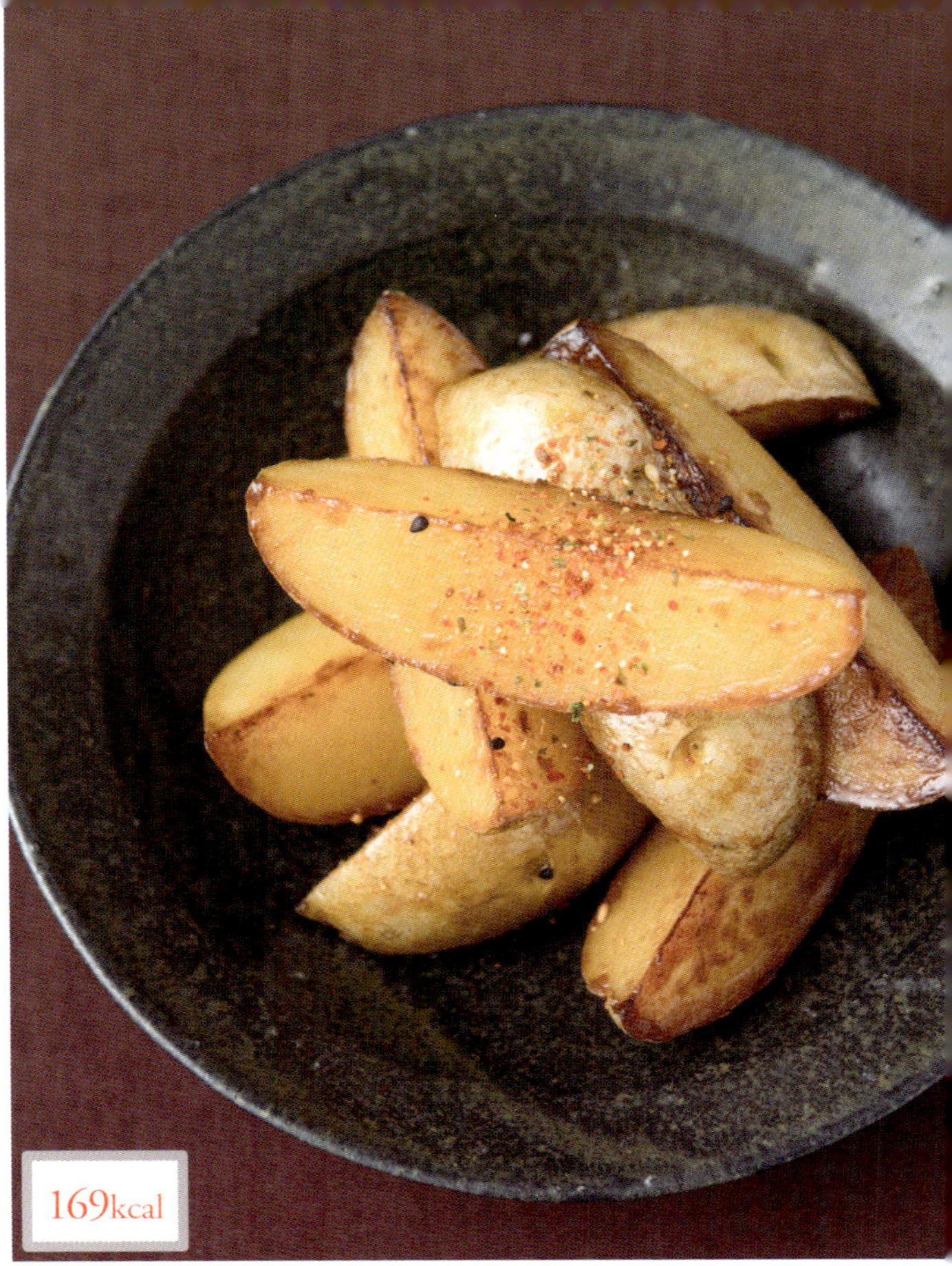

材料（2人分）

じゃがいも……2個（縦2～4つ割りにしてさっと洗う）

油……小さじ1

七味唐辛子……お好みで

A
- しょうゆ……大さじ1
- みりん……大さじ1
- 酒……大さじ1

作り方

1 フライパンを熱して油をひき、じゃがいもを炒めてAを入れ、蓋をして弱火で5分間煮る。

2 蓋を外して七味唐辛子と炒りつけて水分を飛ばす。

Dr.奥田のやせナビ

じゃがいもを皮つきのまま縦2～4つ割りに大きくカットすることで、歯応えがぐっと出ます。

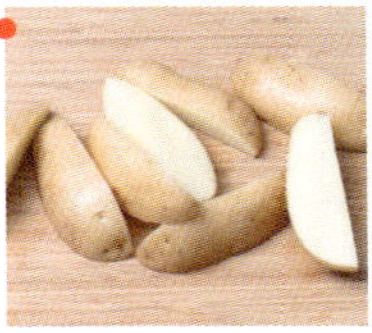

れんこん塩きんぴら

根菜類のれんこんは食物繊維が豊富。
コロンとした大きめの乱切りで
見た目も食べ応えも存在感たっぷり。
塩とみりんだけの優しい甘辛さと
ふわっと香るごま油に癒やされます。

材料（2人分）

れんこん……1節（大きく切る）
ごま油……小さじ1
A［塩……小さじ⅓
　 みりん……小さじ2

作り方

1 フライパンを熱して油をひき、れんこんを炒めて透き通ってきたら、Aを加えて炒りつける。

99kcal

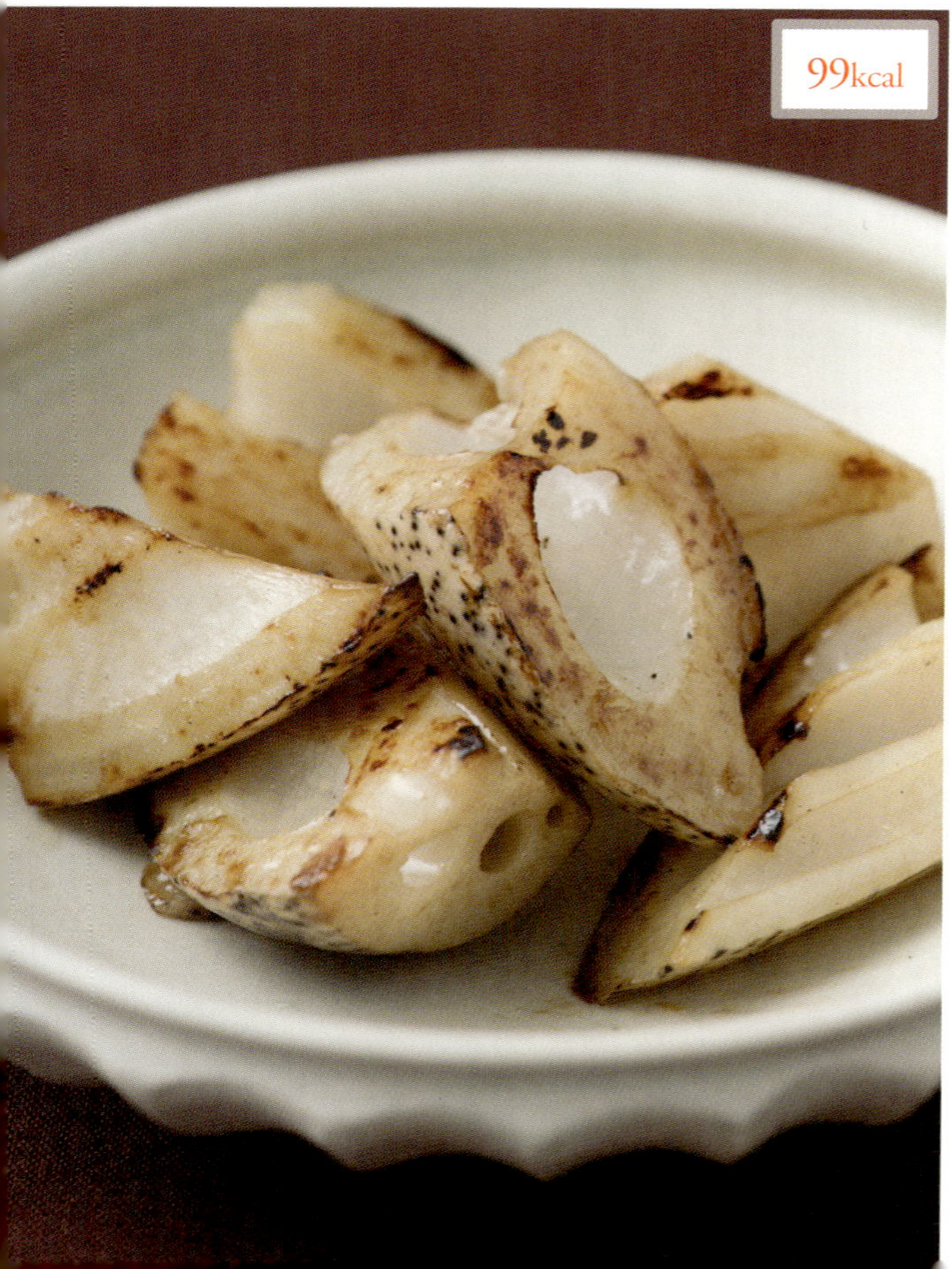

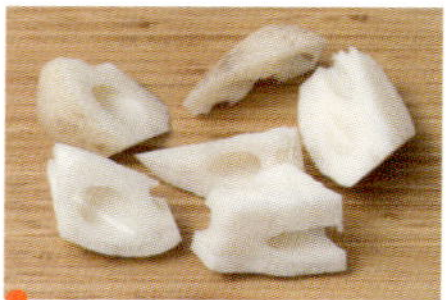

Dr.奥田のやせナビ

れんこんは縦に切ると裂けやすいけれど、大きめの乱切りにすることで、歯応えがアップ。

PART 3

内臓脂肪は食材で落とす。

食材にも、内臓脂肪がつきやすいものと
つきにくいものがあります。
海藻やきのこ、青魚など
つきにくい食材を優先的に使うことで、
効率よく内臓脂肪を落とせます。

内臓脂肪を減らす6つの食材とは？

内臓脂肪を燃やす善玉物質を増やす！

たくさんの食材の中から、「内臓脂肪に効く食材」を見分けるにはいったいどうしたらよいのでしょう？　そのポイントの1つは、**蓄積した脂肪を燃やして生活習慣病を抑える善玉物質「アディポネクチン」を増やす食材を選ぶことです。**アディポネクチンを増やす主な食材は、海藻類、きのこ類、緑黄色野菜、大豆食品、そして玄米（P16～25参照）です。

「水溶性食物繊維」は、やせる菌のエサになる？

最近の研究では、肥満した人の腸には肥満を招く腸内細菌が多く、やせた人の腸には脂肪をつきにくくする腸内細菌の割合が高いことが判明していま

アディポネクチンを増やす食材

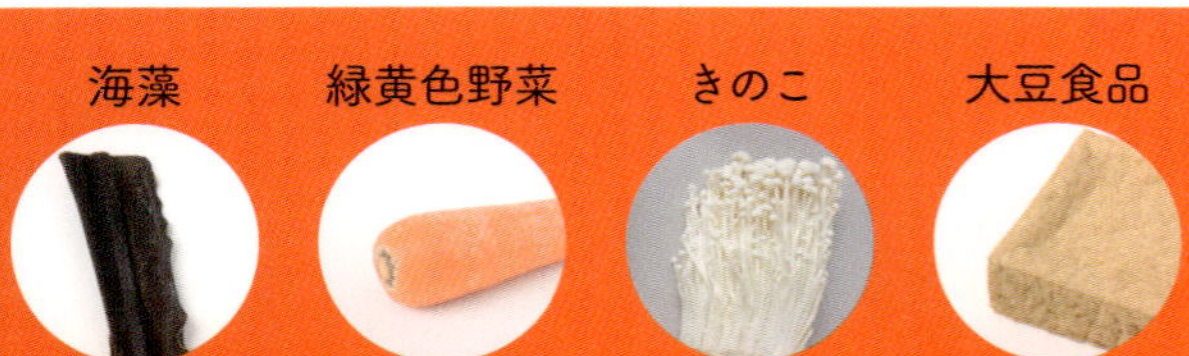

す。太っている人がやせると、脂肪をつきにくくする腸内の善玉菌の比率も高まります。この善玉菌は「水溶性食物繊維＊」をエサにして、内臓脂肪を燃やす物質「短鎖脂肪酸」を作ります。つまり、「水溶性食物繊維」を多く含む食材を摂れば、内臓脂肪を効率よく落とせるのです。

水溶性食物繊維が多い主な食材は、海藻をはじめ、山いもやオクラ、納豆などのいわゆる「ネバネバ食材」。これらの食材を毎日しっかり摂って内臓脂肪をある程度落とせば、脂肪をつきにくくする腸内細菌が増えるので、さらに太りにくくなる、よい循環が生まれます。

魚の脂も内臓脂肪をつきにくくする！

魚には、中性脂肪を減らし、内臓脂肪をつきにくくするのに役立つ不飽和脂肪酸が多く含まれています。特に背中の青い青背の魚には、不飽和脂肪酸の「ＥＰＡ（エイコサペンタエン酸）」と、「ＤＨＡ（ドコサヘキサエン酸）」が豊富です。厚生労働省はＥＰＡとＤＨＡを合わせて1日1000mg摂取するように推奨しています。

＊「水溶性食物繊維」は水に溶ける性質があり、コレステロールを吸着して、体外に排出するのをサポートしてくれます。

内臓脂肪を落とす食材 1

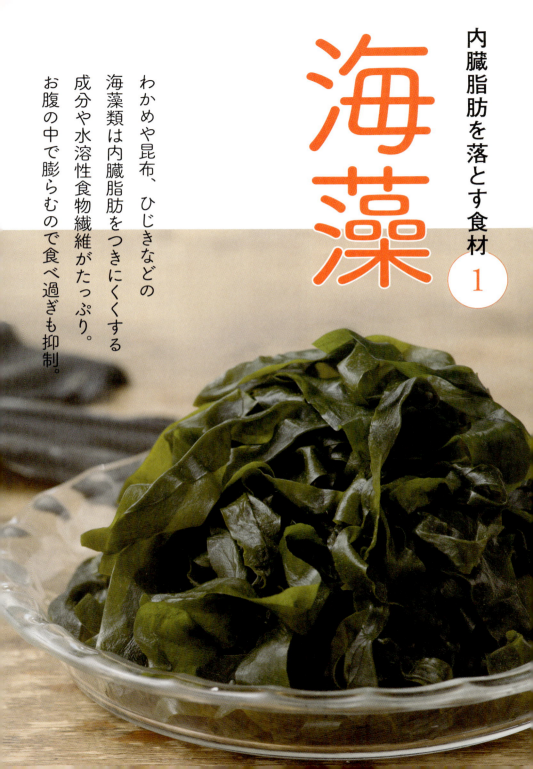

海藻

わかめや昆布、ひじきなどの海藻類は内臓脂肪をつきにくくする成分や水溶性食物繊維がたっぷり。お腹の中で膨らむので食べ過ぎも抑制。

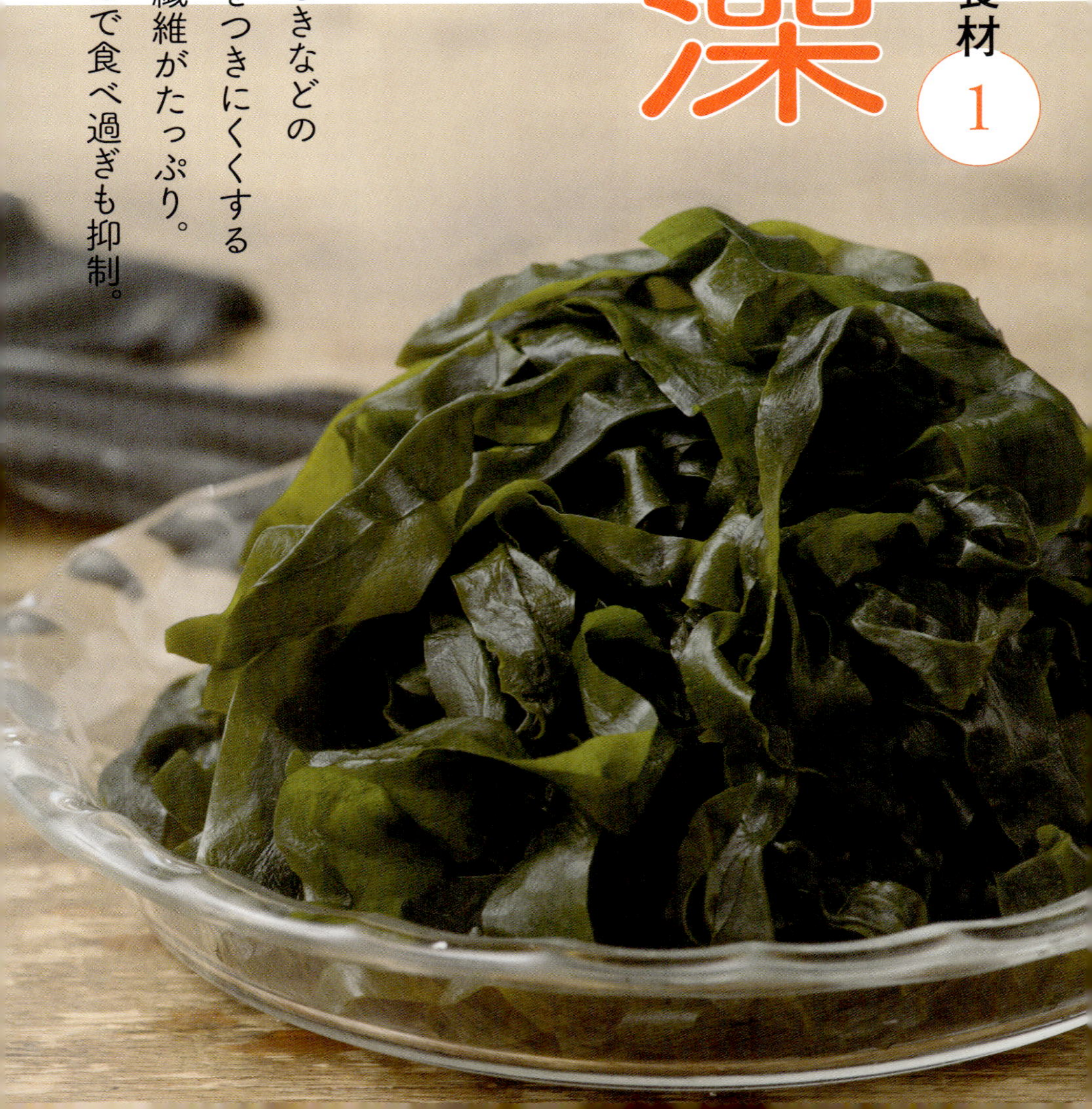

脂肪の蓄積を防ぎ、燃焼させる最強の便利食材は海藻！

太古の昔より海に囲まれた島国で暮らしてきた日本人は、古くから海藻類を日常的に食べてきました。

実は、**海藻を分解してくれる特殊な腸内細菌を持つのは、ほぼ日本人だけ**に見られる特徴らしいことが近年の研究で明らかになりました。

この腸内細菌が海藻を分解する際に、内臓脂肪をつきにくくするのに役立つ成分「短鎖脂肪酸*」が発生します。

短鎖脂肪酸は、内臓脂肪が中性脂肪を取り込むのを防いだり、自律神経のうち、交感神経を刺激してエネルギーの消費量を高め、脂肪が蓄積するのを防ぐ役割を果たしています。

また、海藻類は蓄積した脂肪を燃やし、生活習慣病を抑える善玉物質「アディポネクチン」を増やす代表的な食材の1つでもあります。

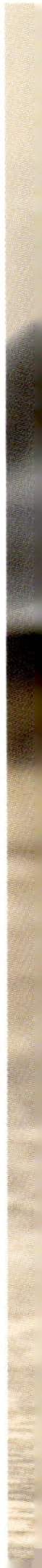

＊「短鎖脂肪酸」は油脂を構成する脂肪酸の一種で、内臓脂肪の増加を防ぐ働きがあります。

海藻はおなかの中で膨らむから食べ過ぎ予防にも効果的

わかめやひじき、昆布などの**海藻には、水溶性食物繊維が豊富に含まれています。**

水溶性食物繊維は内臓脂肪を減らす善玉菌のエサになり、腸内の環境を整えるのに役立ちます。

乾燥わかめを水に入れて戻すと、最初の何倍にも膨れますが、海藻を食事の最初に摂ると、少量でも胃腸の中で水分を吸収して膨らみます。お腹の中で海藻が膨らんで満腹感を覚えると、食べたいのをがまんしなくても、食欲がおのずと抑制されるので、食事の量をムリなく減らすことができます。

わかめやひじき、昆布などの海藻を使った副菜は、冷めても美味しくいただくことができ、多少日持ちもするので、作り置きレシピとしても重宝します。香味野菜などと合わせることで、磯臭さも緩和されます。

海藻は乾物として保存がきくので、常にストックしておけば、「夕飯にもう1品お惣菜を追加したい」という時にも便利です。

海藻類の食物繊維含有量

食品名	g (100gあたり)	食品名	g (100gあたり)
かんてん(乾)	74.1	わかめ(カット)	35.6
ひじき(乾)	51.8	わかめ(素干し)	32.7
ふのり	43.1	こんぶ(乾)	31.4
あおのり(乾)	35.2	あおさ(乾)	29.1
焼きのり	36.0	味付けのり	25.2

(文部科学省食品成分データベースより)

刻み昆布とにんじんのきんぴら

内臓脂肪を落とすのに役立つ
海藻と緑黄色野菜がダブルで摂れる
きんぴらは、少量のごま油でさっと
炒めることで油分をセーブ。
冷凍して常備菜にするのもおすすめ。

材料（2人分）

刻み昆布（乾燥）……15g
（さっと水洗いし、5分間水に浸したあと水気を切る）
にんじん……⅓本
（太めのスライサーで細切り）
ごま油……小さじ1
A
- しょうゆ……小さじ1
- 砂糖……小さじ1
- 酒……小さじ1

作り方

1 熱したフライパンにごま油をひき、にんじんと昆布をさっと炒め、油が回ったら、**A**を加えて炒りつける。

Dr.奥田のやせナビ

水溶性食物繊維が豊富な昆布を硬めに戻すことで、かみ応えが増し、食べ過ぎを防げます。

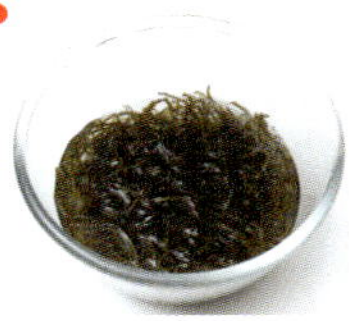

47kcal

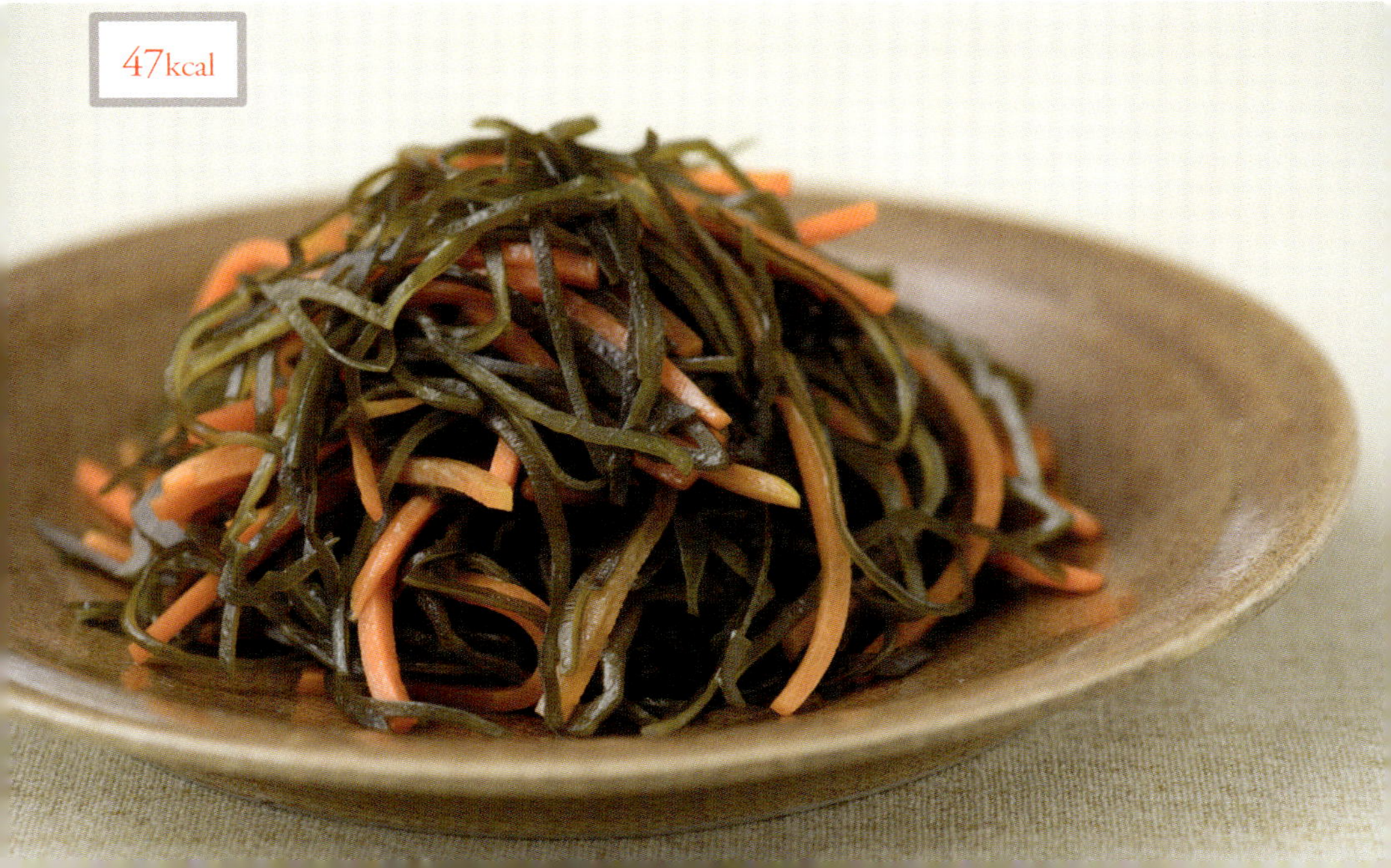

もずくとトマトのガスパチョ

火を使わず、混ぜるだけでOKの時短レシピ。食物繊維が豊富なもずくやすりおろしたトマトのとろみとピーマンや玉ねぎのシャキシャキ感の食感と酸味が快く、前菜にぴったり。

材料（2人分）

もずく……150g
トマト……1個（すりおろす）
ピーマン……1個（1cm角に切る）
塩……小さじ¼
オリーブ油……小さじ1
玉ねぎ……⅛個（みじん切り）
白ワインビネガー……小さじ1

作り方

1　全ての材料を混ぜ合わせる。

Dr.奥田のやせナビ

ピーマンの角切りを入れることで、もずくを飲んでしまわず、かみながら食べることができます。

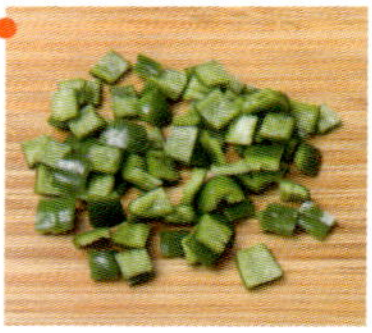

49kcal

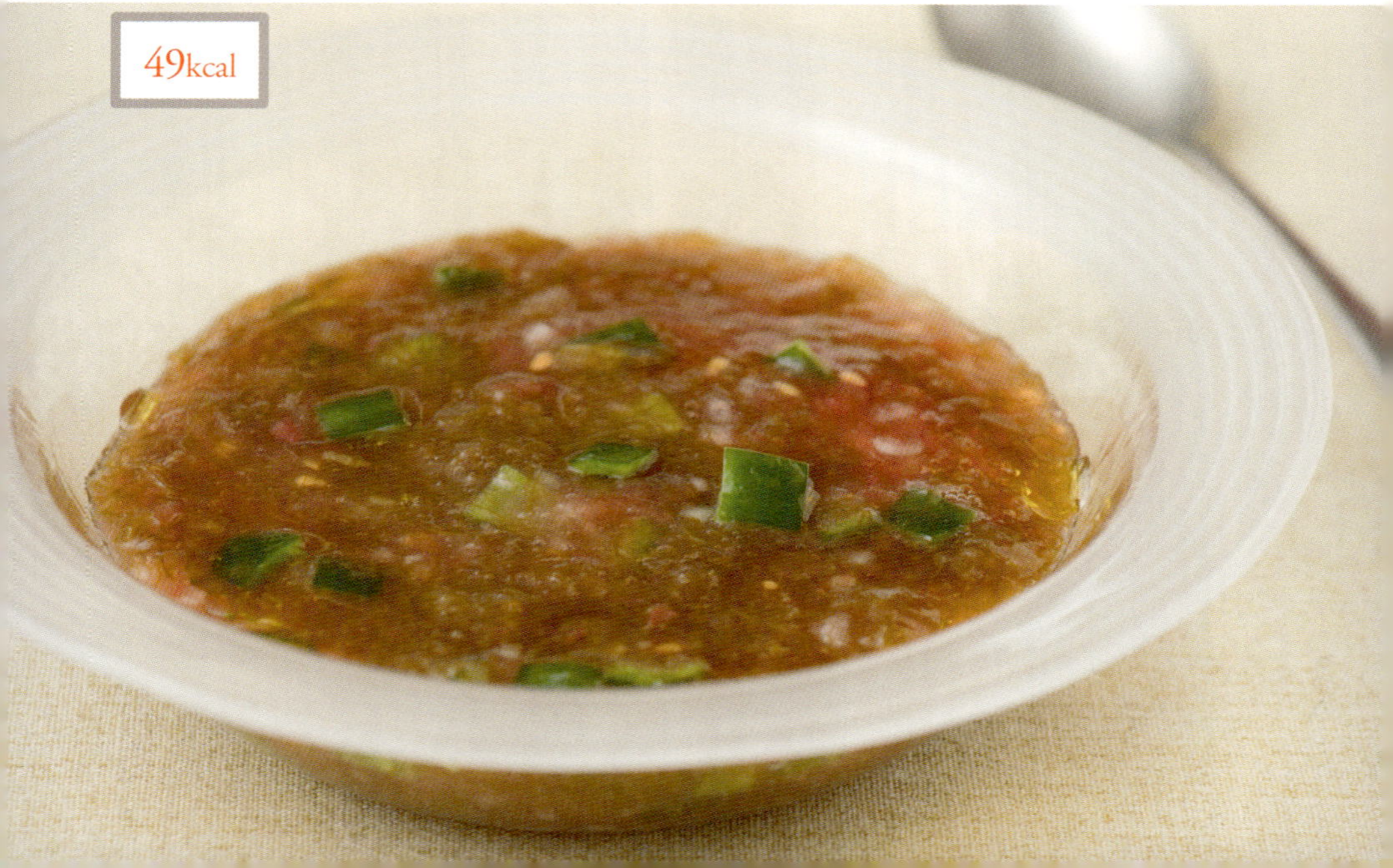

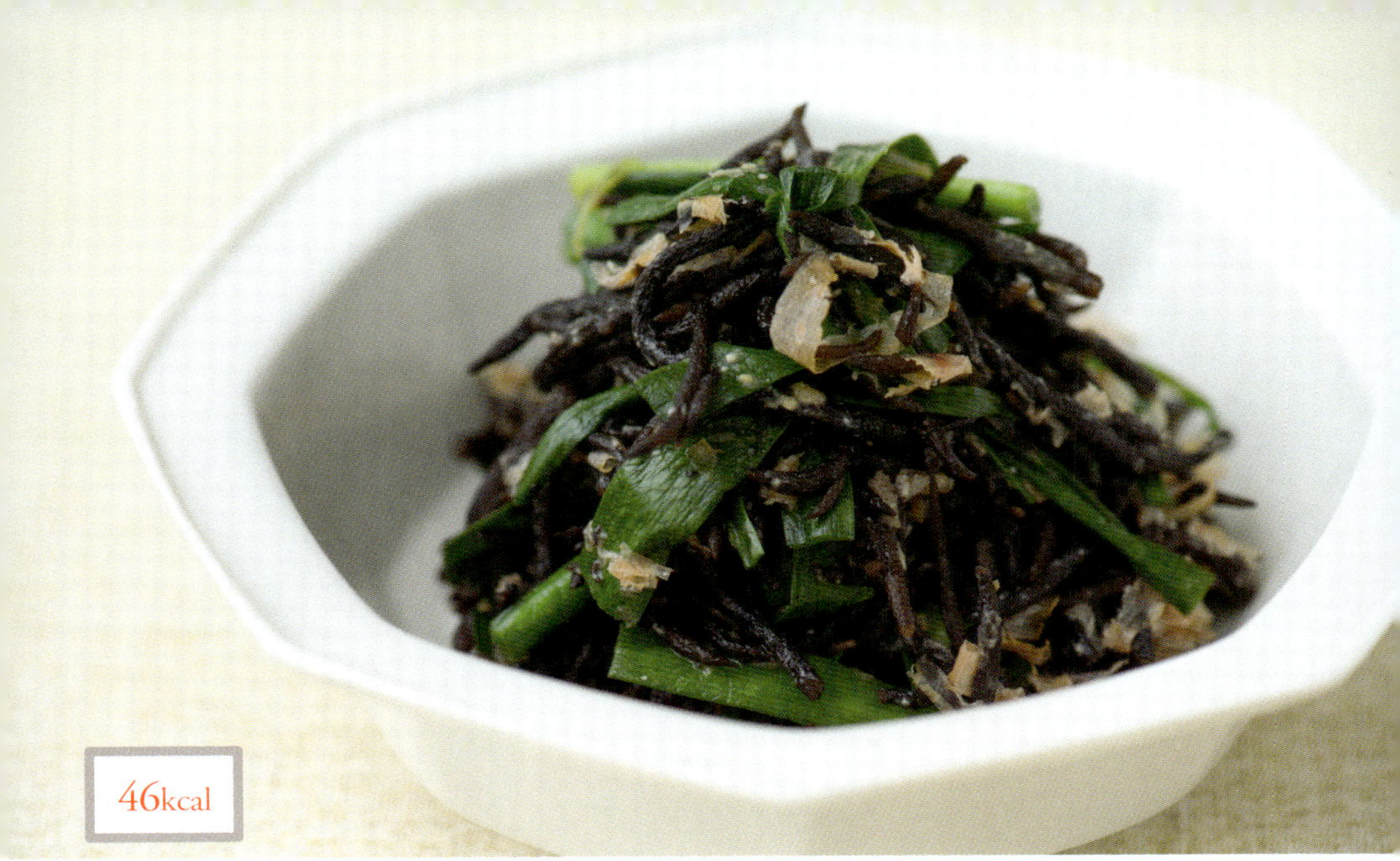

46kcal

ひじきのみそ和え

硬めに戻したひじきと
長めにカットしたにらは
シャキシャキかみ応え十分。
みそや削り節の奥深い風味で
どんな和食にもマッチ。

材料（2人分）

ひじき（乾燥）……20g
（たっぷりの水に10分間浸し、硬めに戻して洗い、水気を切る）
にら……½束（長さ5～6cmに切る）

A
- みそ……大さじ1
- 削り節……1袋
- 砂糖……小さじ½
- 水……大さじ1

作り方

1 熱湯に塩少々を加え、ひじきとにらを入れてさっとゆで、ザルにあげてしっかり水気を切る。

2 ボウルにAを入れて混ぜ、1を加えて和える。

Dr.奥田のやせナビ

ひじきの磯臭さをにらの香りやみその風味で緩和して、食べやすくしているのがポイント。

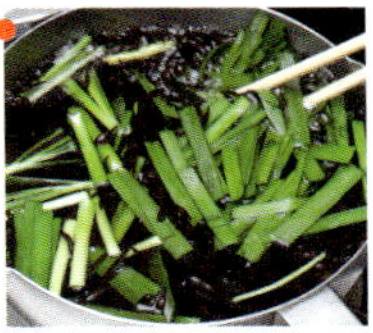

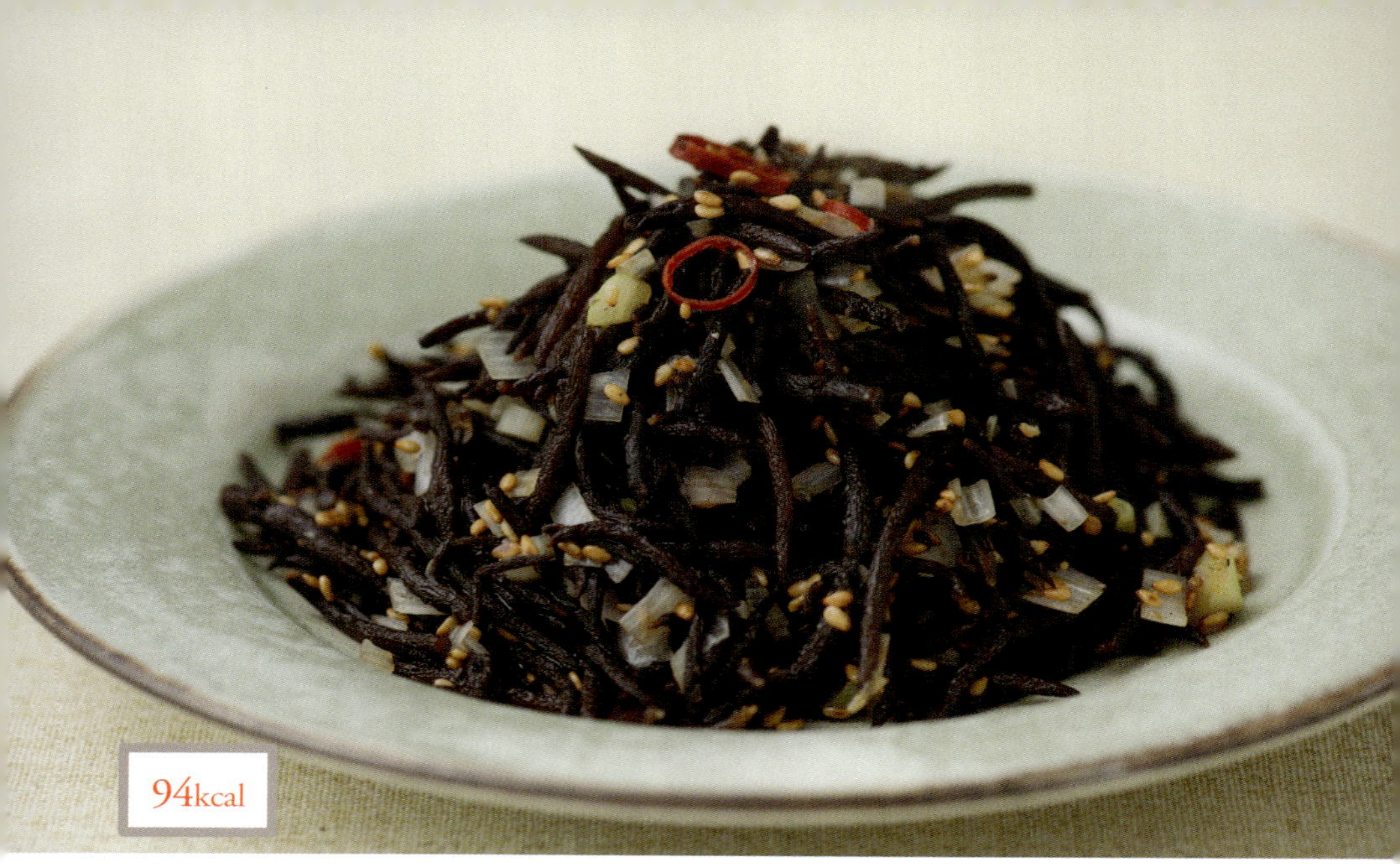

ひじきのごま炒め

通常より硬めに戻したひじきは
ふわっと香り立つごまの香りと
ピリッとした香味野菜の風味で
満足感の高い惣菜に。
冷めても美味しくいただけます。

材料（2人分）

ひじき（乾燥）……20g
（たっぷりの水に10分間浸し、硬めに戻して洗い、水気を切る）
長ねぎ……¼本（みじん切り）
赤唐辛子（小口切り）……1本分
炒り金ごま（または白ごま）……大さじ2
オリーブ油……小さじ1
しょうゆ……小さじ2

作り方

1 フライパンでオリーブ油を熱し、長ねぎと赤唐辛子を炒め、香りが立ったら、ひじきを加えて炒める。

2 全体が熱くなったころ、しょうゆと炒り金ごまを加え、炒りつける。

Dr.奥田のやせナビ

香味野菜やごまを効かせて薄味にすることで、ひじきをたくさん食べることができます。

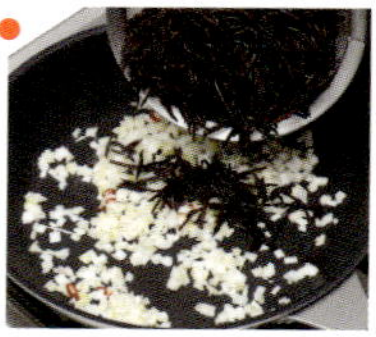

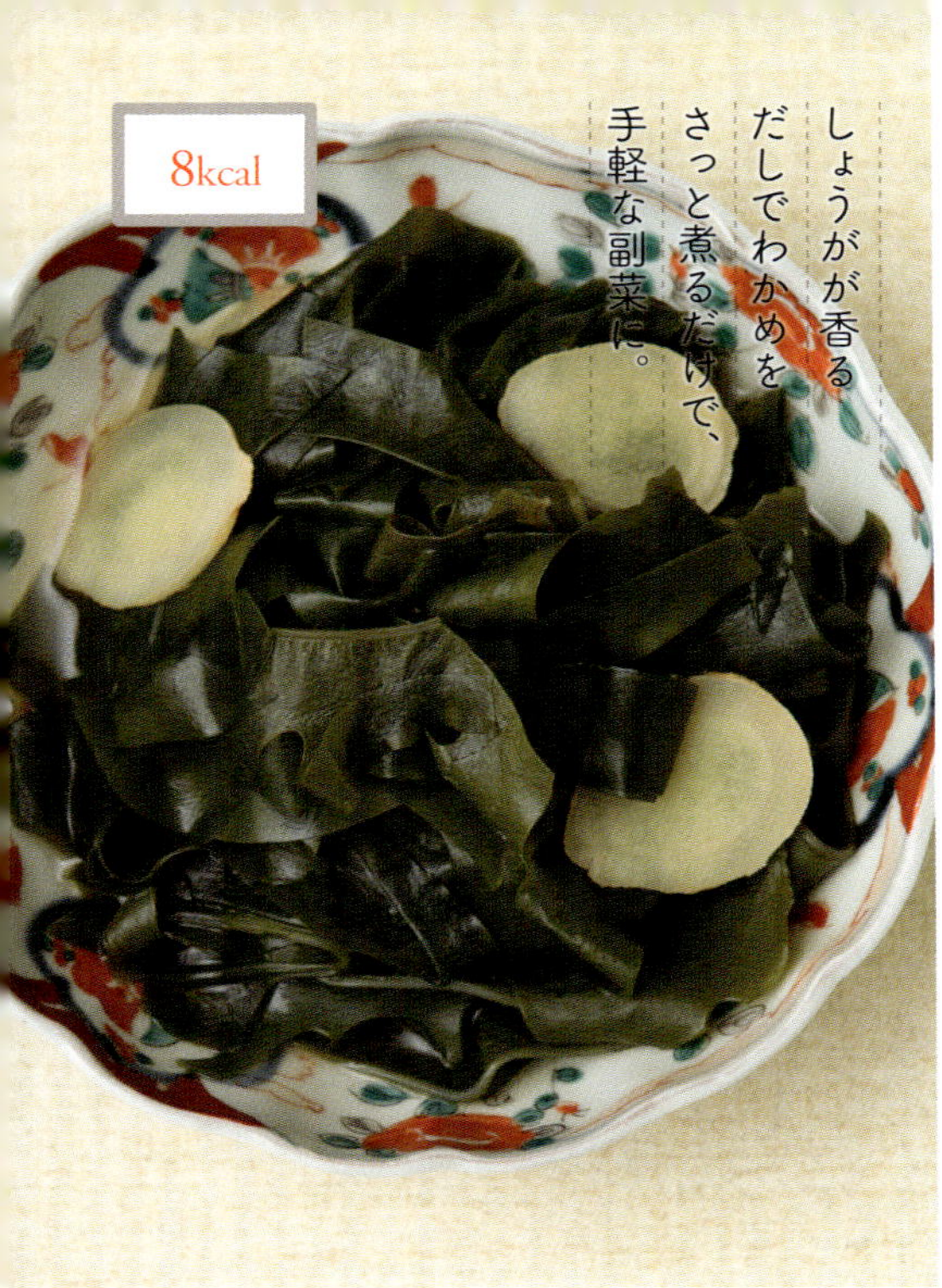
8kcal
しょうがが香るだしでわかめをさっと煮るだけで、手軽な副菜に。

わかめの煮浸し

材料（2人分）

わかめ（塩蔵）……50g（しっかり洗って5分間水に浸し、長さ6～7cmに切る）
しょうが……1かけ（薄切り）
A
- だし……1カップ
- しょうゆ……小さじ⅓
- 塩……小さじ⅓

作り方

1 鍋に**A**としょうがを入れ、弱火で1～2分間煮る。

2 わかめを加えてひと煮立ちさせたら火を止める。

Dr.奥田のやせナビ

わかめを大きめにカットすることで、かみ応えが増し、咀嚼回数が増えるので満腹感が得られます。

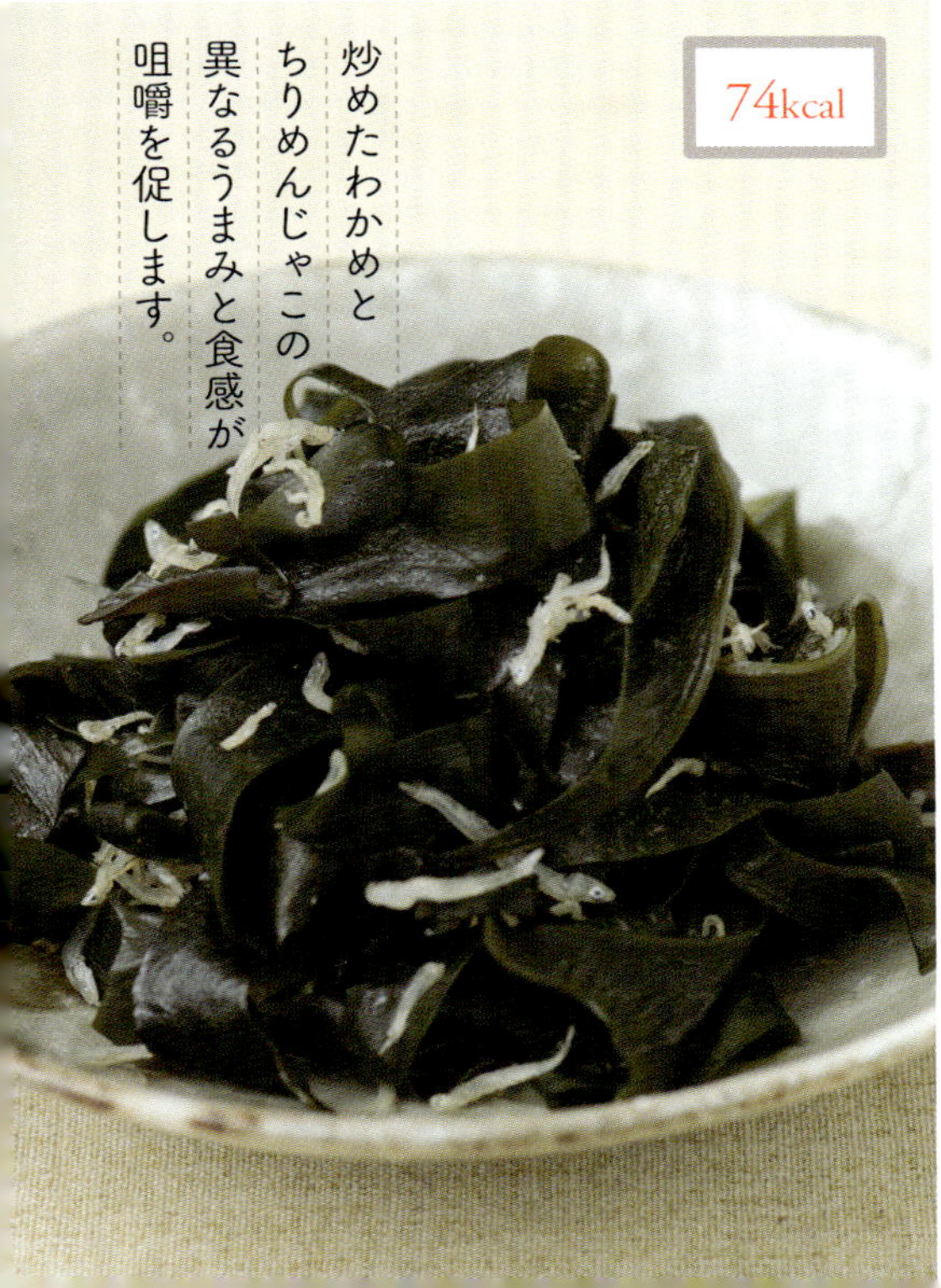
74kcal
炒めたわかめとちりめんじゃこの異なるうまみと食感が咀嚼を促します。

わかめとじゃこの炒めもの

材料（2人分）

わかめ（塩蔵）……50g（よく洗って5分間水に浸し、長さ6～7cmに切る）
ちりめんじゃこ……20g
ごま油……小さじ1
塩……少々
こしょう……少々

作り方

1 フライパンにごま油をひいて熱し、ちりめんじゃことわかめを炒め、塩・こしょうして炒め合わせる。

Dr.奥田のやせナビ

内臓脂肪を落とすのに効くわかめは、炒めるとかさが減るのでたくさん食べられます。ちりめんじゃこ10gで牛乳1本分のカルシウムを補えるのもポイント。

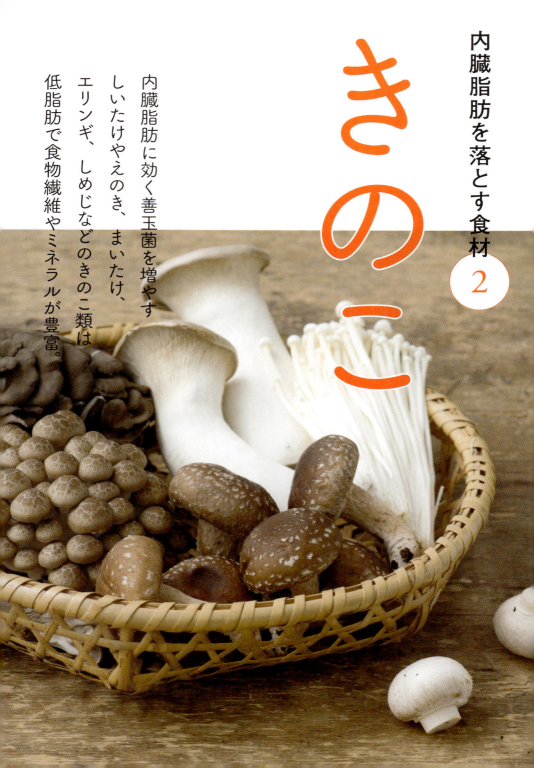

内臓脂肪を落とす食材 2

きのこ

内臓脂肪に効く善玉菌を増やす
しいたけやえのき、まいたけ、
エリンギ、しめじなどのきのこ類は
低脂肪で食物繊維やミネラルが豊富。

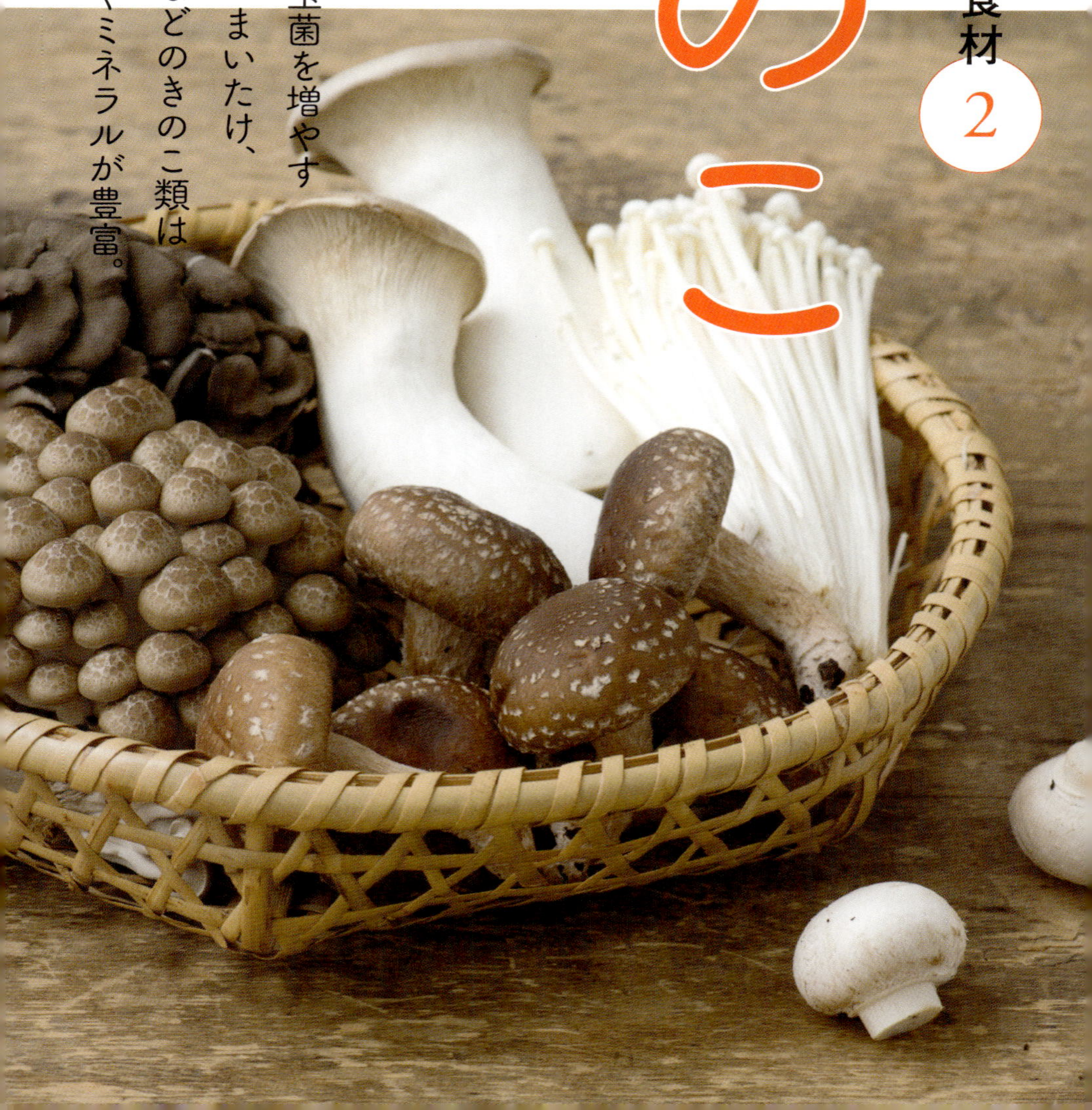

内臓脂肪をつきにくくする善玉菌と善玉物質を増やすきのこ類

きのこは秋を代表する味覚といわれますが、1年を通して手に入りやすく、家計に優しい食材です。

しいたけやえのき、しめじ、まいたけ、エリンギ、マッシュルーム、なめこなど、きのこは種類も多く、それぞれ独特の香りやうまみがあるので、和洋中問わず幅広い料理に利用できます。

海藻や大豆食品などと同様に、きのこは**蓄積した内臓脂肪を燃やし、生活習慣病を抑える働きのある善玉物質「アディポネクチン」を増やす食材**なので、毎日の食生活の中で、ぜひ積極的に取り入れましょう。

きのこは煮ても焼いても、電子レンジで温めるだけでも火が通りやすいので、調理時間も短縮できます。

火を通しておけば、2~3日日持ちがするので、多めに作り置きしておけば、そばにトッピングしたり、お弁当の付け合わせなどに幅広く活用できます。

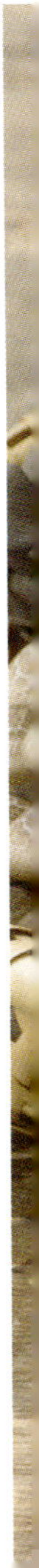

低脂肪で食物繊維や各種ミネラルも豊富！

きのこは成分の約9割が水分で、**脂質や炭水化物が非常に少ない低カロリーな食材ですが、食物繊維が非常に豊富**です。

食物繊維には「水溶性*」と「不溶性*」があり、いずれも健康的なお腹やせに欠かせません。きのこには特に水分を吸収して膨れる不溶性食物繊維が豊富です。きのこたっぷりの副菜は、主食の食べ過ぎ防止に役立ちます。

また、体内のカルシウム代謝に役立つビタミンDや、カリウムなど多様なミネラルを多く含むので、健康的に内臓脂肪を落とすお腹やせダイエットに欠かせません。

＊「水溶性食物繊維」は水に溶ける性質があり、コレステロールを吸着して、体外に排出するのに役立ちます。「不溶性食物繊維」は水に溶けない性質があり、水分を吸収して膨らみ、腸を活発にして便通を促します。

きのこ類の不溶性食物繊維の含有量

食品名	g（100gあたり）	食品名	g（100gあたり）
きくらげ（乾）	57.4	エリンギ	3.2
まいたけ（乾）	39.4	えのきたけ（味付け瓶詰）	3.0
しいたけ（乾）	38.0	マッシュルーム（水煮缶詰）	2.7
まつたけ	4.4	ぶなしめじ	2.5
えのきたけ	3.5	なめこ（生）	2.4

（文部科学省食品成分データベースより）

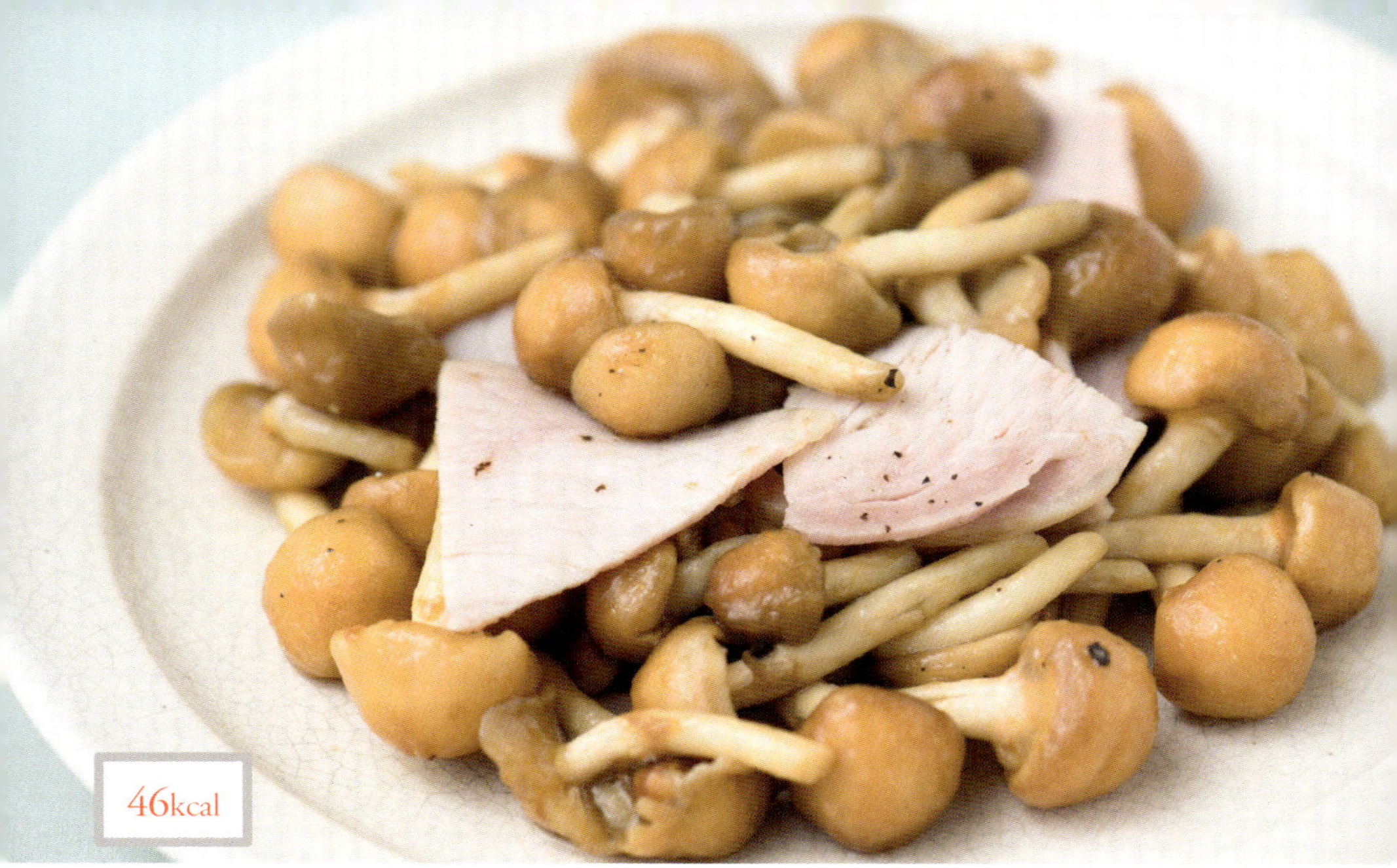

なめことハムの炒めもの

ぬめりのあるなめこを炒めることで
新鮮な食感を楽しめます。
アクセントになるハムには
ボンレスハムなどできるだけ脂身の
少ないものを選ぶのがポイント。

材料（2人分）

なめこ……1袋（大）
ハム……3枚（扇形に6等分する）
オリーブ油……少々
塩……少々
こしょう……少々

作り方

1 フライパンに油を熱し、なめことハムをさっと炒め、塩・こしょうで味をととのえる。

Dr.奥田のやせナビ

少量のオリーブ油でさっと炒めることにより、油分を極力抑えた炒めものに。

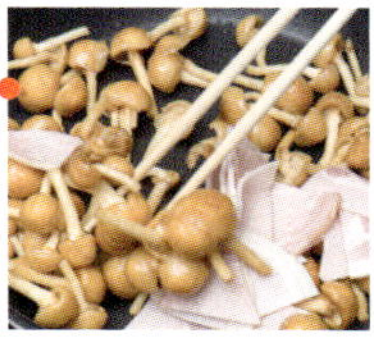

きのこの煮浸し

材料（2人分）

しめじ……1パック
（大きな房に分ける）
えのき……1パック（大きくほぐす）

A
- だし……1カップ
- 塩……小さじ1/3
- しょうゆ……小さじ1/3
- 酒……大さじ1

作り方

1 鍋に**A**を入れて煮立て、きのこを入れて1～2分間煮る。

Dr.奥田のやせナビ

しめじは大きめの房に分け、えのきはばらけないように大きくほぐして調理することでかみ応えをアップ。

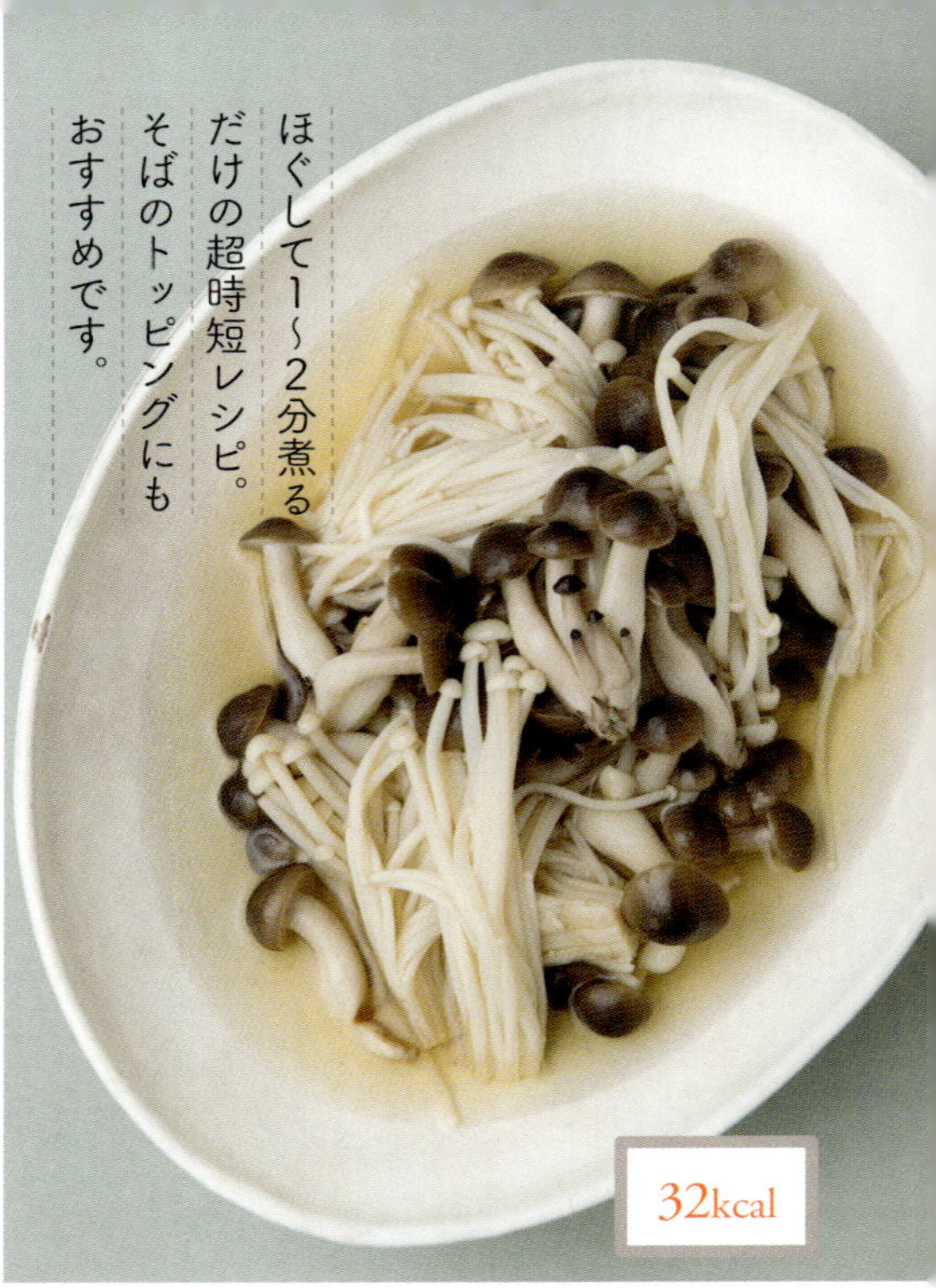

ほぐして1～2分煮るだけの超時短レシピ。そばのトッピングにもおすすめです。

32kcal

ミックスきのこなめたけ風

材料（2人分）

えのき……1袋（長さを半分に切る）
しめじ……1袋（大きな房に分ける）
生しいたけ……4枚（半分に切る）

A
- しょうゆ……小さじ2
- 酒……小さじ2
- 砂糖……小さじ1
- みりん……小さじ1
- 赤唐辛子……1本分（小口切り）

作り方

1 耐熱ボウルに**A**とえのき、しめじ、生しいたけを入れ、ラップをして600Wの電子レンジで4分間加熱する。

Dr.奥田のやせナビ

生しいたけは石づきだけ除き、軸を残して切るなど、きのこを大きめにカットすることで食べ応えが増します。

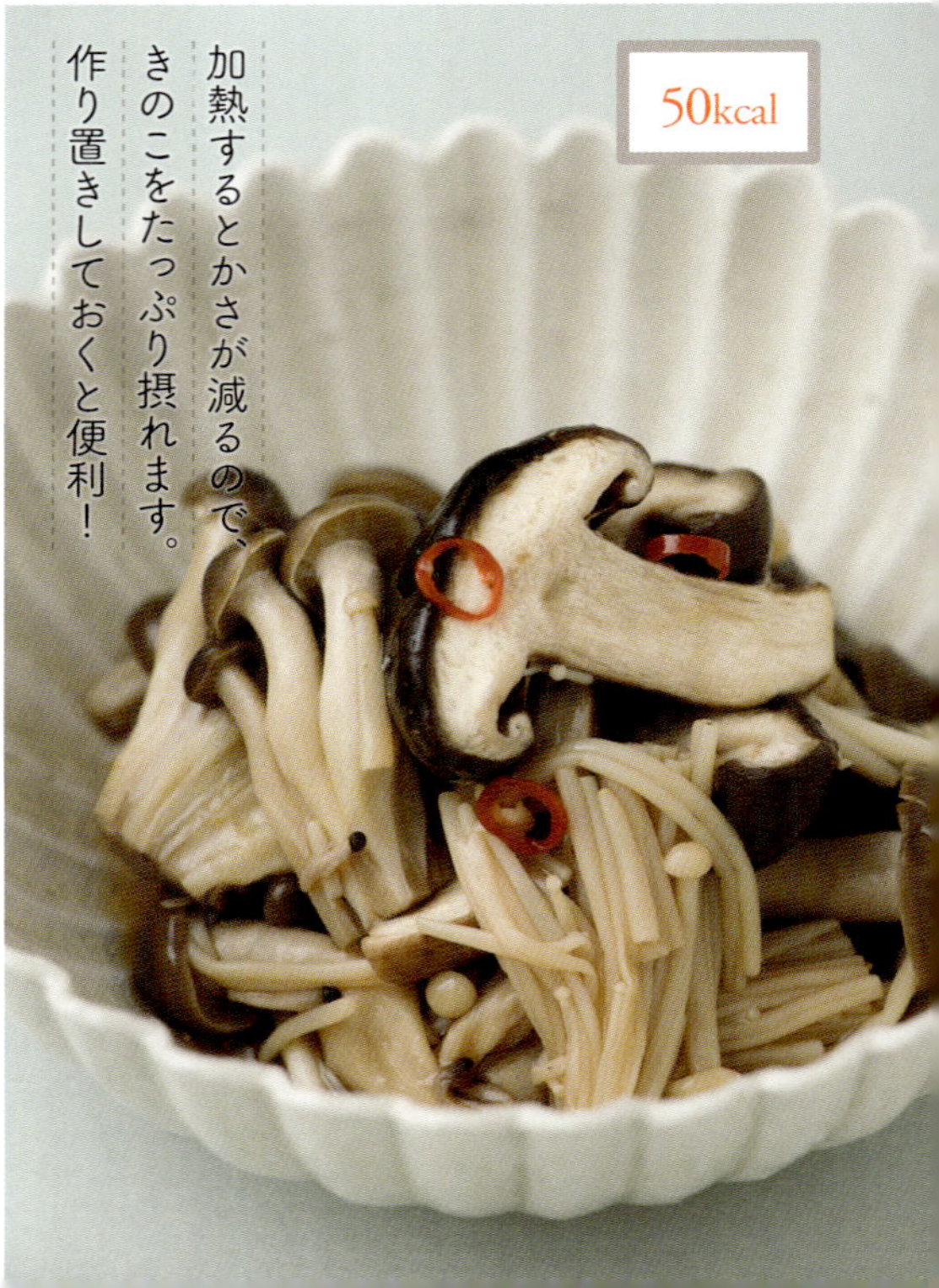

50kcal

加熱するとかさが減るので、きのこをたっぷり摂れます。作り置きしておくと便利！

焼ききのこマリネ

まいたけ、エリンギ、マッシュルームの個性豊かな香りをこんがり焼いてぎゅっと凝縮した香り高いマリネ。

2～3日分作り置きしておけば、ヘルシーな付け合わせやおつまみに。

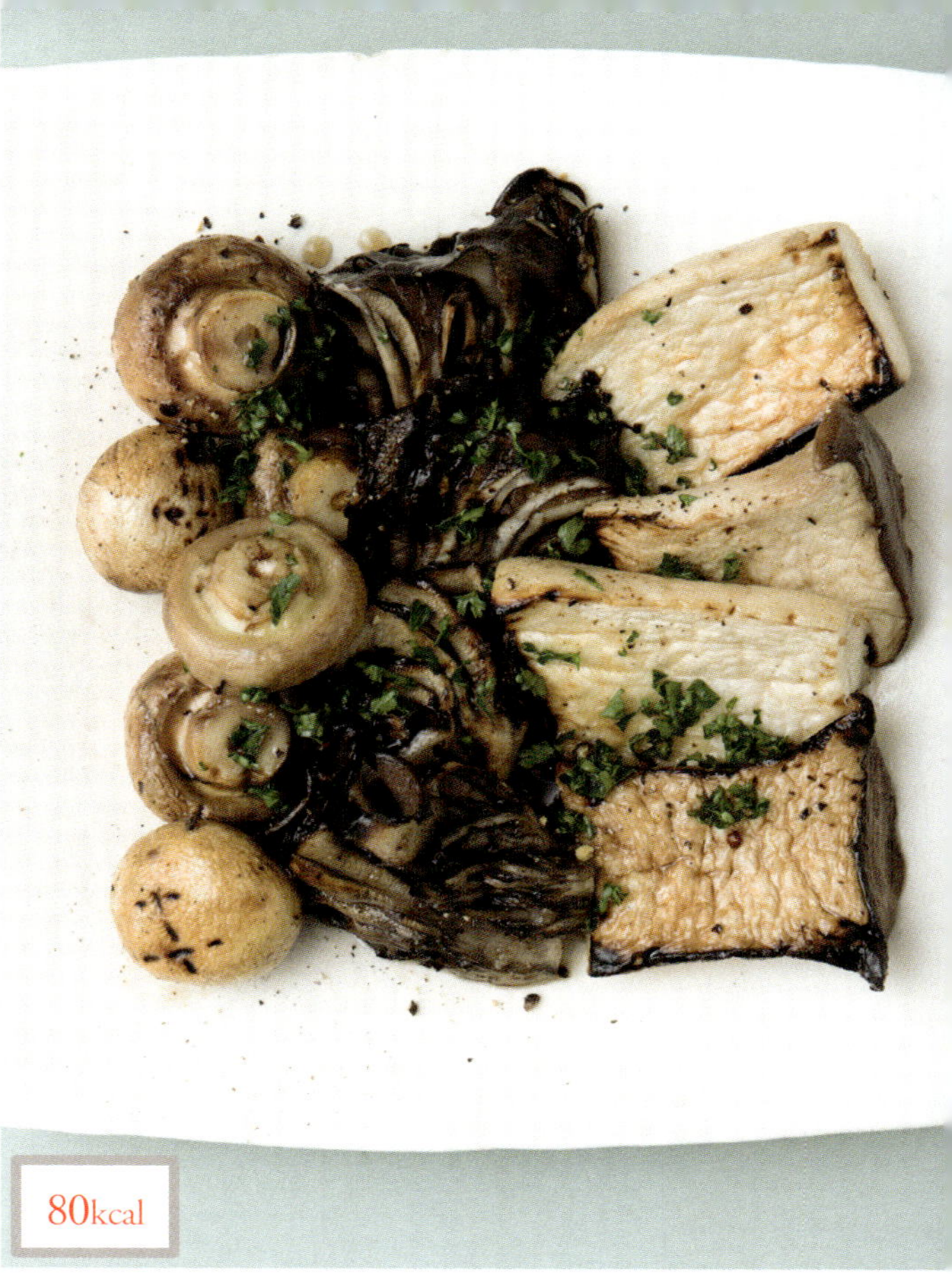

材料（2人分）

まいたけ……1パック（大きくさく）
エリンギ……1パック（長さ半分、縦半分に切る）
マッシュルーム……1パック

A
- レモン汁・水……各大さじ1
- 塩……小さじ½
- こしょう……少々
- おろしにんにく……少々
- オリーブ油……大さじ1

作り方

1 焼き網またはグリルを熱し、きのこをのせてこんがり焼く。

2 1とAを和える。

Dr.奥田のやせナビ

きのこをこんがり焼くことで、風味を引き出すと同時に、かみ応えも増します。

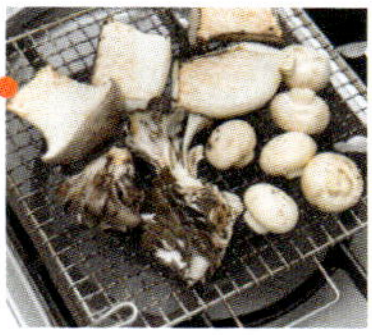

内臓脂肪を落とす食材 3

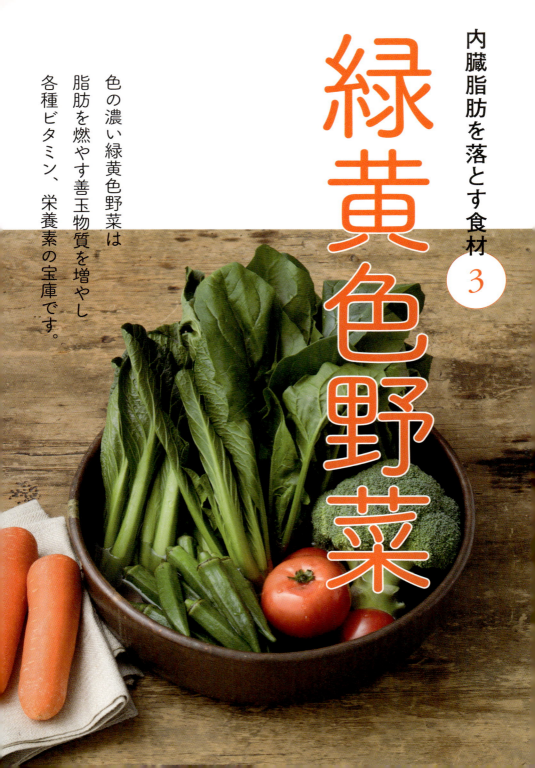

緑黄色野菜

色の濃い緑黄色野菜は
脂肪を燃やす善玉物質を増やし
各種ビタミン、栄養素の宝庫です。

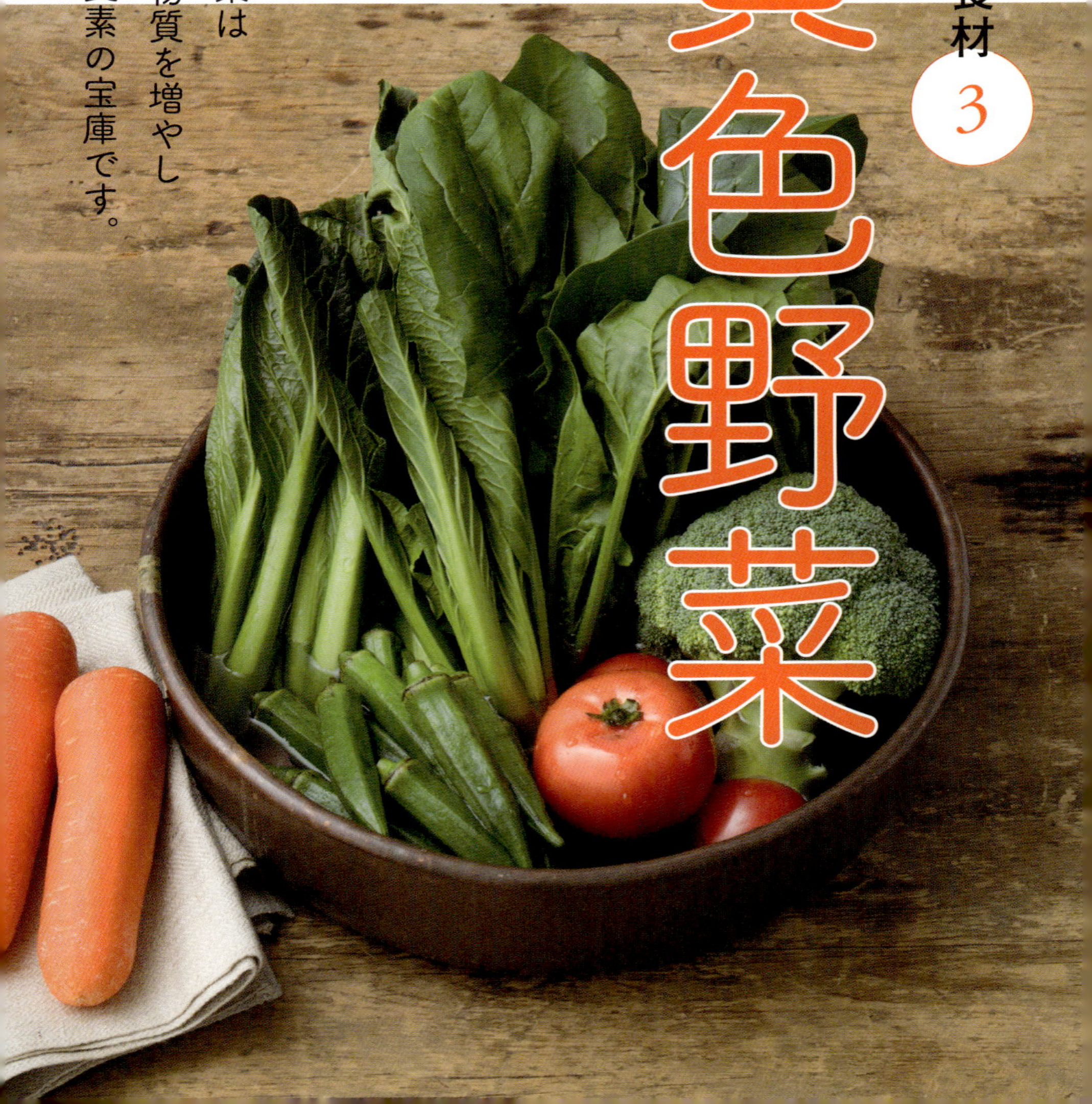

緑黄色野菜は内臓脂肪を燃やすのに役立つ成分が豊富

緑黄色野菜も海藻やきのこと同様に、**蓄積した脂肪を燃やし、生活習慣病を抑える善玉物質アディポネクチンを増やす食材**です。

また、緑黄色野菜には、脂肪をつきにくくする食物繊維も豊富に含まれています。

緑黄色野菜ではオクラやモロヘイヤ、それ以外の野菜ではエシャレットは、水溶性食物繊維が多いので、積極的に取り入れるようにしましょう。

野菜のお浸しや和え物は、作る手間もかからず、食卓にあるだけで彩り豊かになり、食の楽しみも増します。

冷凍保存もできるので、作り置きしておけば、外食などが続いて野菜が不足気味な時に、簡単に補うことができます。

野菜類の水溶性食物繊維含有量

食品名	g（100gあたり）	食品名	g（100gあたり）
らっきょう	18.6	トマト	6.4
わらび	10.0	ぜんまい	6.1
エシャレット	9.1	とうがらし	5.4
きく	8.2	にんにく	4.5
かんぴょう（乾）	6.8	ゆりね	3.3

（文部科学省食品成分データベースより）

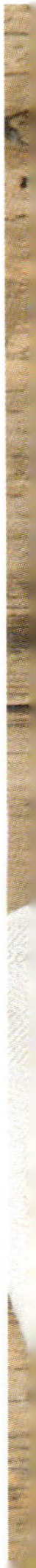

健康的なお腹やせが叶う ビタミンやミネラルが豊富！

緑黄色野菜に豊富に含まれるビタミンやミネラルなどの栄養素は、健康的なお腹やせの強い味方です。オクラ、ほうれん草、小松菜、モロヘイヤ、ブロッコリー、にんじん、トマトなど、緑黄色野菜は種類も非常に多く、多彩な料理に活用できます。その名の通り、緑黄色野菜は緑や黄色など色の濃い野菜の総称ですが、「カロテン」を多く含む野菜を指します。

カロテンには体内の活性酸素を減らす抗酸化作用があり、β-カロテンは身体に必要な分だけビタミンAに変換されます。

緑黄色野菜にはカロテンだけでなく、ビタミンCをはじめ、骨の生成に必要なビタミンKやカルシウム、葉酸、カリウム、鉄分など各種ミネラルのほか、抗酸化作用のあるさまざまなポリフェノールも含まれています。

厚生労働省が策定した「健康日本21（21世紀における国民健康づくり運動）」では、**成人の野菜摂取の目標量は1日350g以上、そのうち緑黄色野菜は1日120g以上**となっています。

ほうれん草としらすのお浸し

内臓脂肪を落とすのに役立つ
緑黄色野菜のほうれん草のお浸しに
しらすをプラスすることで
カルシウムの補給にも一役。
冷凍できるので常備しておくと便利！

材料（2人分）

ほうれん草……200g（さっとゆでて水にとり、絞って長さ5～6cmに切る）
しらす……20g
A［だし……½カップ
　しょうゆ……大さじ1

作り方

1 ほうれん草にAの大さじ2をかけて混ぜ、水気を絞る。

2 残りのAにしらすと1を加えて和える。

Dr.奥田のやせナビ

ほうれん草はサッとゆでるだけにして歯応えを残すのがポイント。

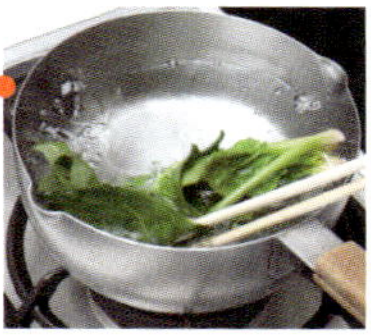

39kcal

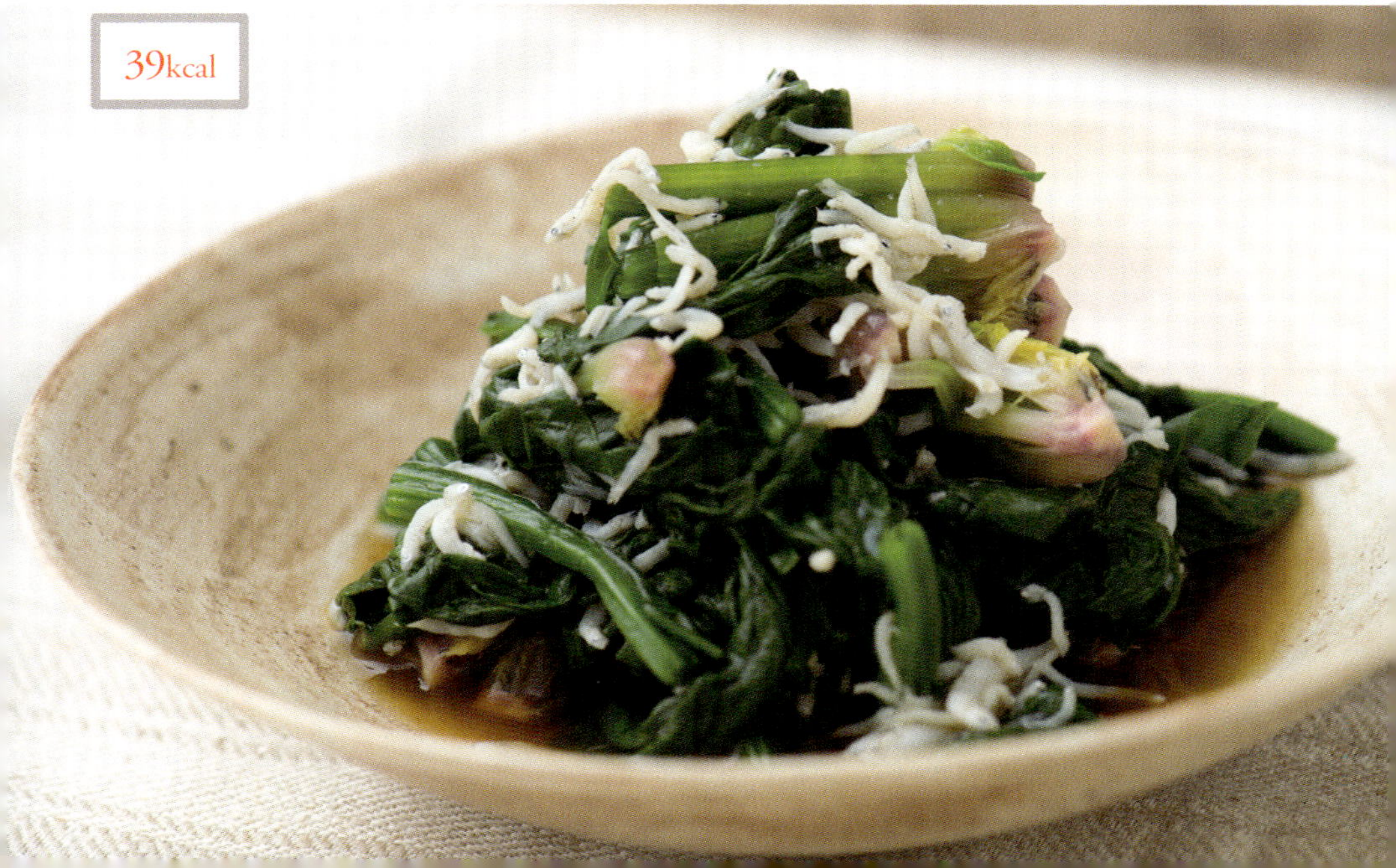

小松菜とモロヘイヤの梅肉和え

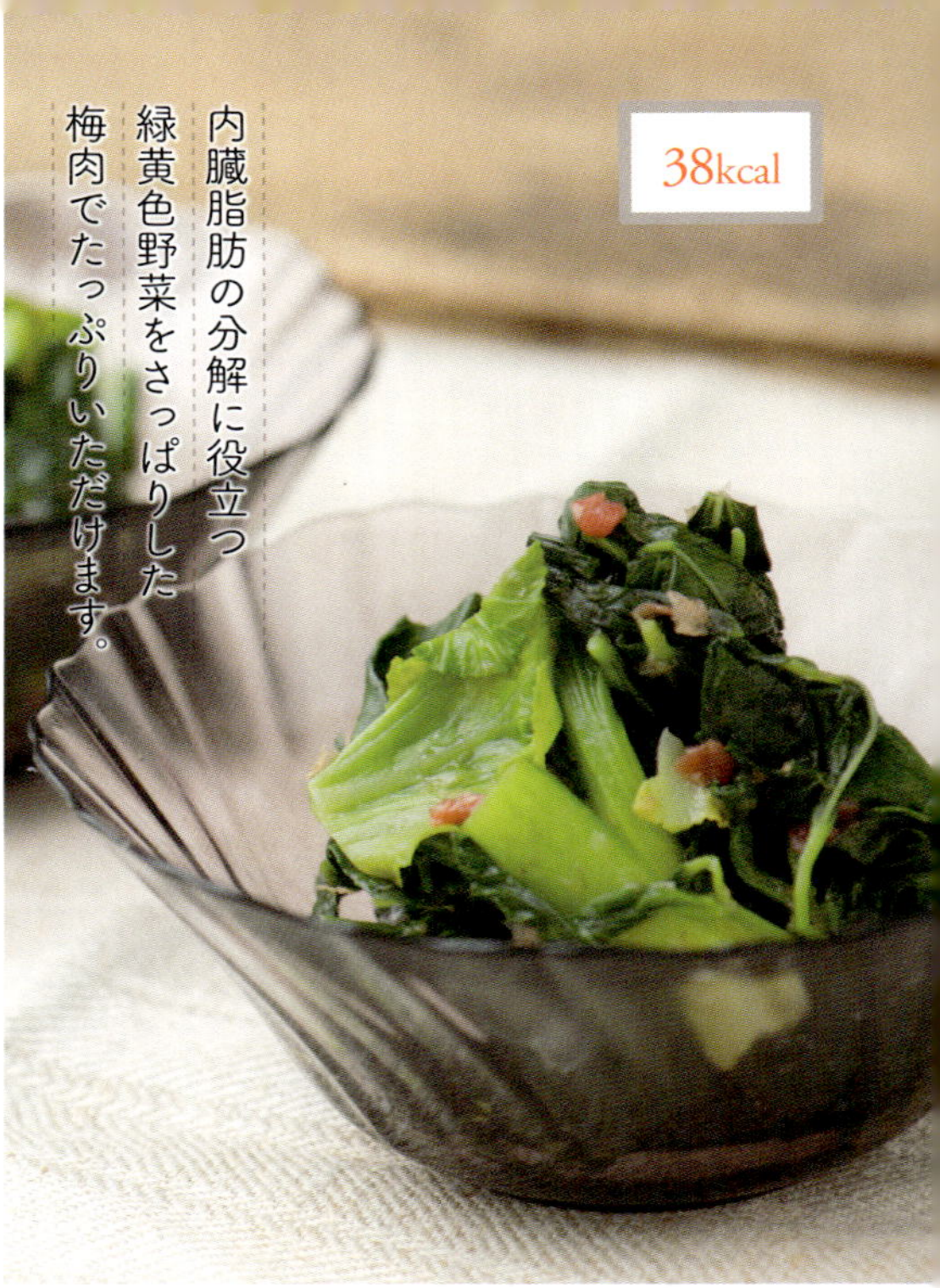
38kcal
内臓脂肪の分解に役立つ
緑黄色野菜をさっぱりした
梅肉でたっぷりいただけます。

材料（2人分）

小松菜……100g
モロヘイヤ……1袋（葉を摘む）

A
- 梅肉……小さじ2
- しょうゆ……小さじ½
- 削り節……１パック

作り方

1 熱湯に塩を少々加え、小松菜とモロヘイヤをさっとゆで、ザルにあげて冷めたら小松菜を5～6cmに切る。

2 ボウルにAを混ぜ、1を加えて和える。

Dr.奥田のやせナビ

モロヘイヤを切らず、葉を摘むだけにすることで、ゆでてもくたっとし過ぎず、歯応えが残ります。

オクラごま和え

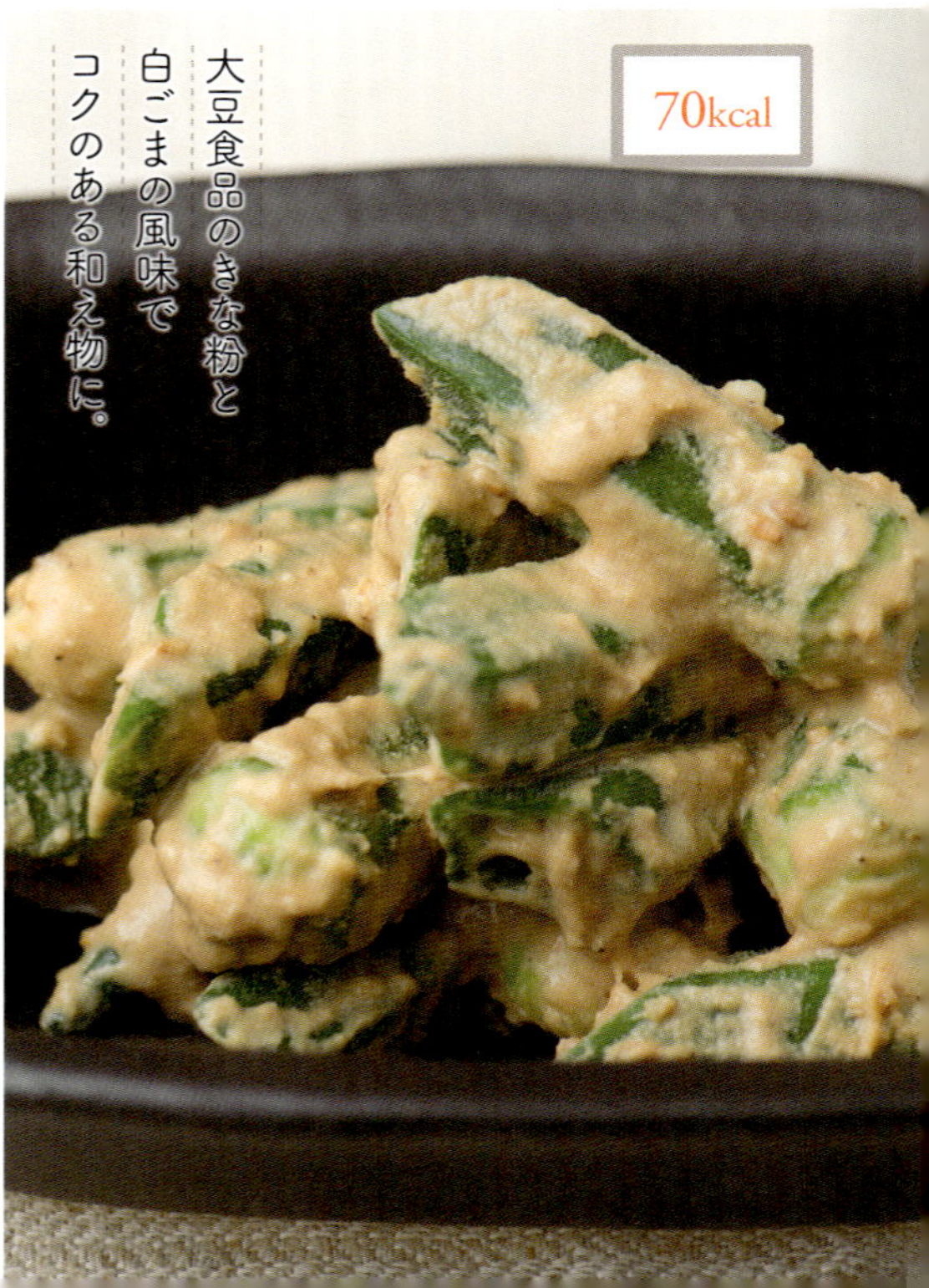
70kcal
大豆食品のきな粉と
白ごまの風味で
コクのある和え物に。

材料（2人分）

オクラ……10本
（ガクをぐるりと剥く）

A
- すり白ごま……大さじ1
- しょうゆ……小さじ1
- きな粉……大さじ2
- 水……大さじ2

作り方

1 熱湯に塩を少々加え、オクラをさっとゆでてザルにあげて冷まし、2～3等分に切る。

2 1にAを加えて和える。

Dr.奥田のやせナビ

食物繊維が豊富で、大豆食品でもあるきな粉をたっぷり摂れるのがポイント。

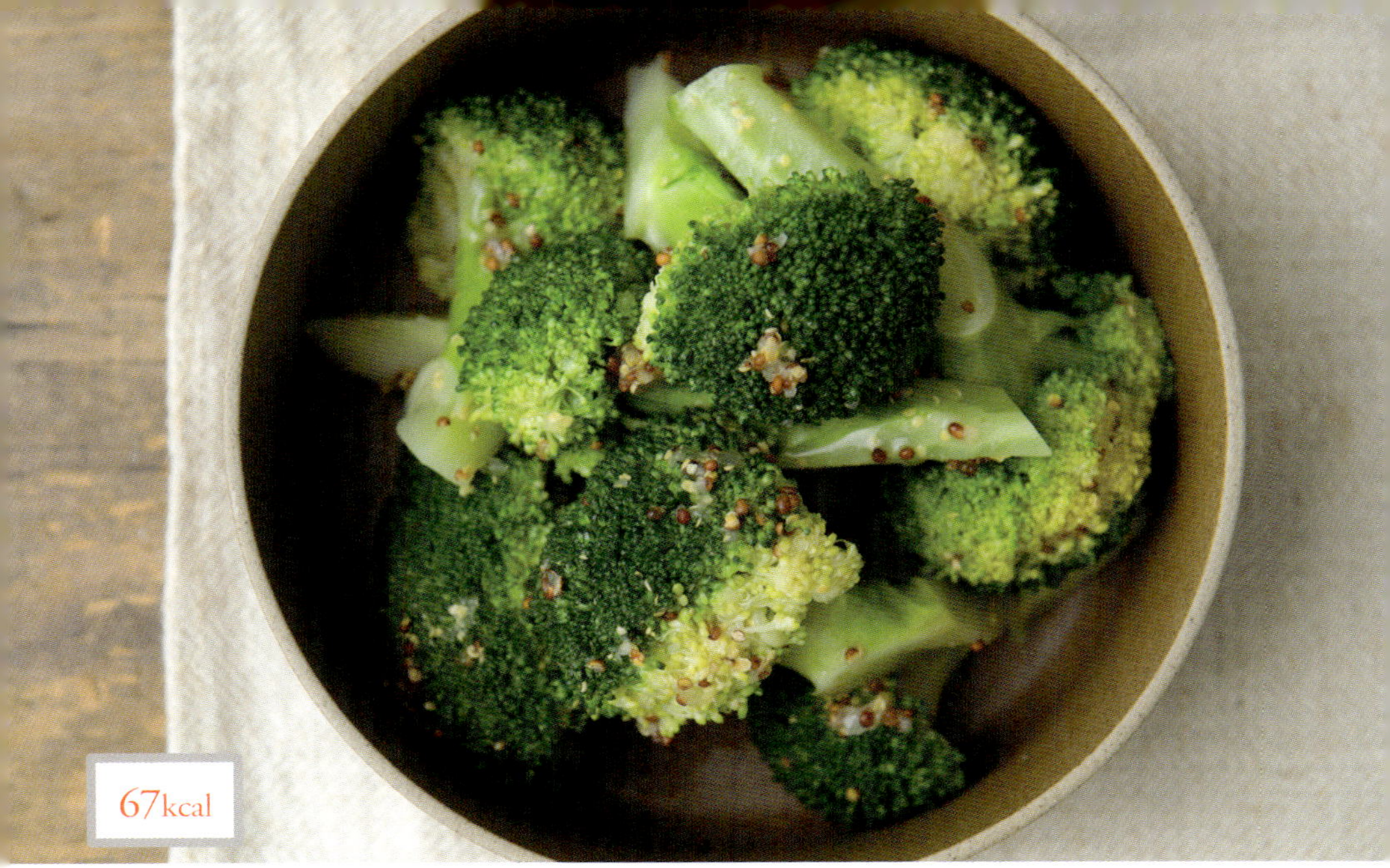

ブロッコリーの粒マスタード和え

ゴロッとボリュームのある
ブロッコリーを、粒マスタードや
ワインビネガー、おろし玉ねぎなどで
引き立てた一品。冷凍もできるので
作り置きしておくと便利！

材料（2人分）

ブロッコリー……1株（大きめの房に分ける）

A
- 粒マスタード……小さじ1
- 白ワインビネガー……小さじ1
- 塩……小さじ⅓
- おろし玉ねぎ……小さじ1
- オリーブ油……小さじ1

作り方

1 熱湯に塩少々を加え、ブロッコリーをさっとゆでてザルにあげる。

2 ボウルに**A**を混ぜ、**1**を加えて和える。

Dr.奥田のやせナビ

栄養価の高いブロッコリーの茎を残し、大きめの房に切り分けることで、歯応えをキープ。

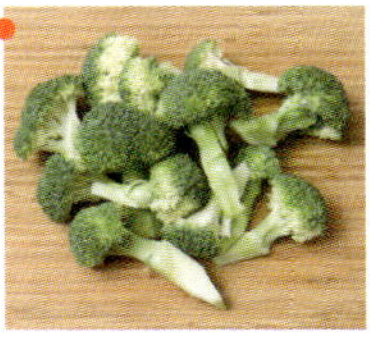

にんじんサラダ

シャキシャキ食感のにんじんは、はちみつを少量加えることで甘さが引き立ちます。作り置きして、小分けに冷凍しておくと緑黄色野菜をこまめに摂れます。

材料（2人分）

にんじん……1本（スライサーで太めにスライス）

A
- 白ワインビネガー……小さじ2
- おろし玉ねぎ……小さじ1
- 塩……小さじ1と¼
- はちみつ……小さじ½
- こしょう……小さじ½
- オリーブ油……小さじ2

作り方

1 ボウルに**A**を入れて混ぜ、にんじんを加えて和える。

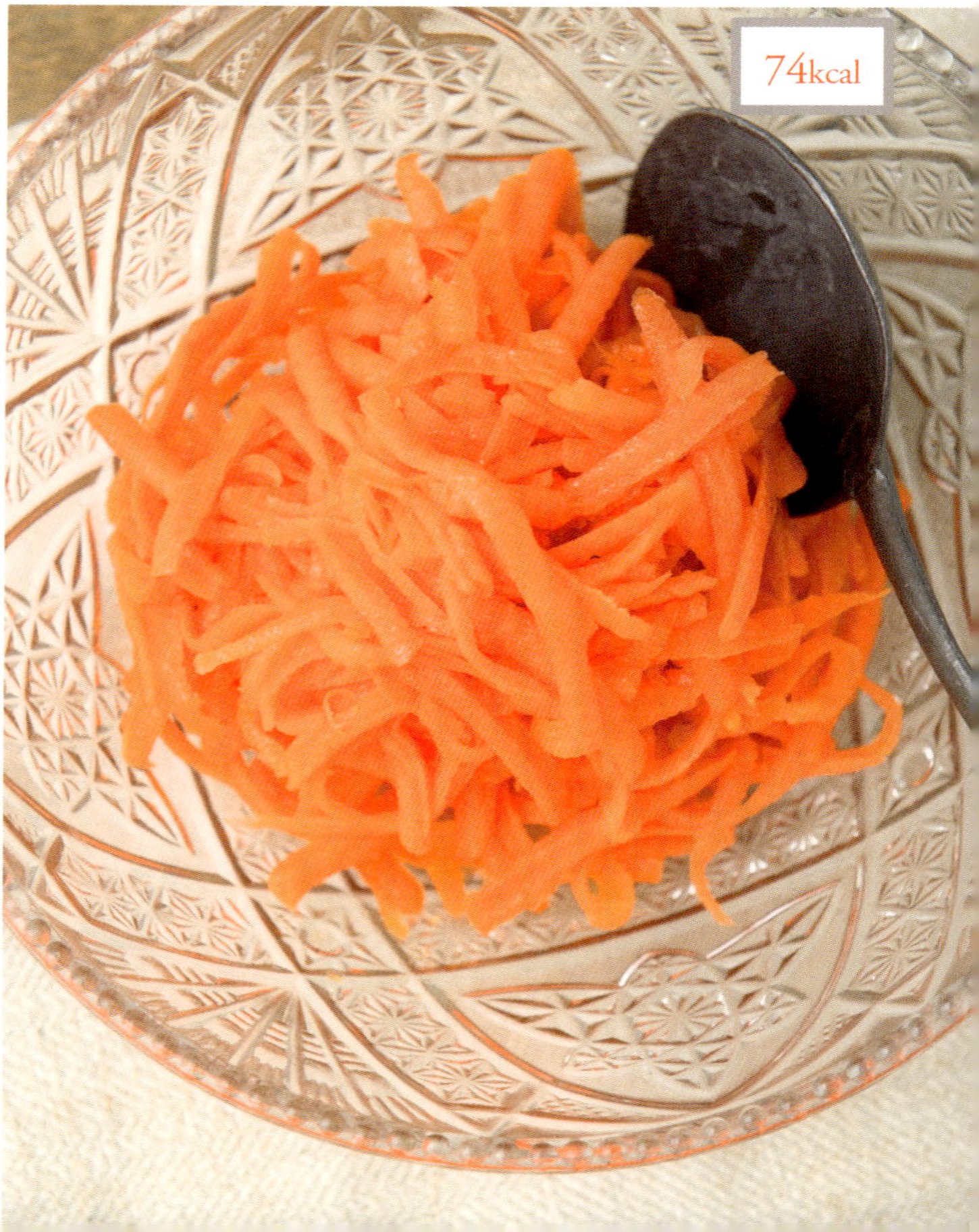

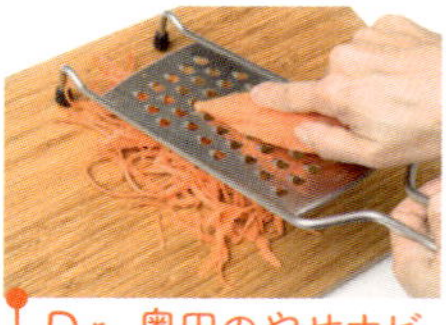

Dr.奥田のやせナビ

生のにんじんを皮つきのまま、太めにスライスすることで、歯応えを残します。

トマトとエシャレットのサラダ

トマトにエシャレットをプラスするだけで
緑黄色野菜×水溶性食物繊維のダブルパワーで
内臓脂肪を分解！　魚料理や肉料理の
付け合わせにすると腸内環境が整います。

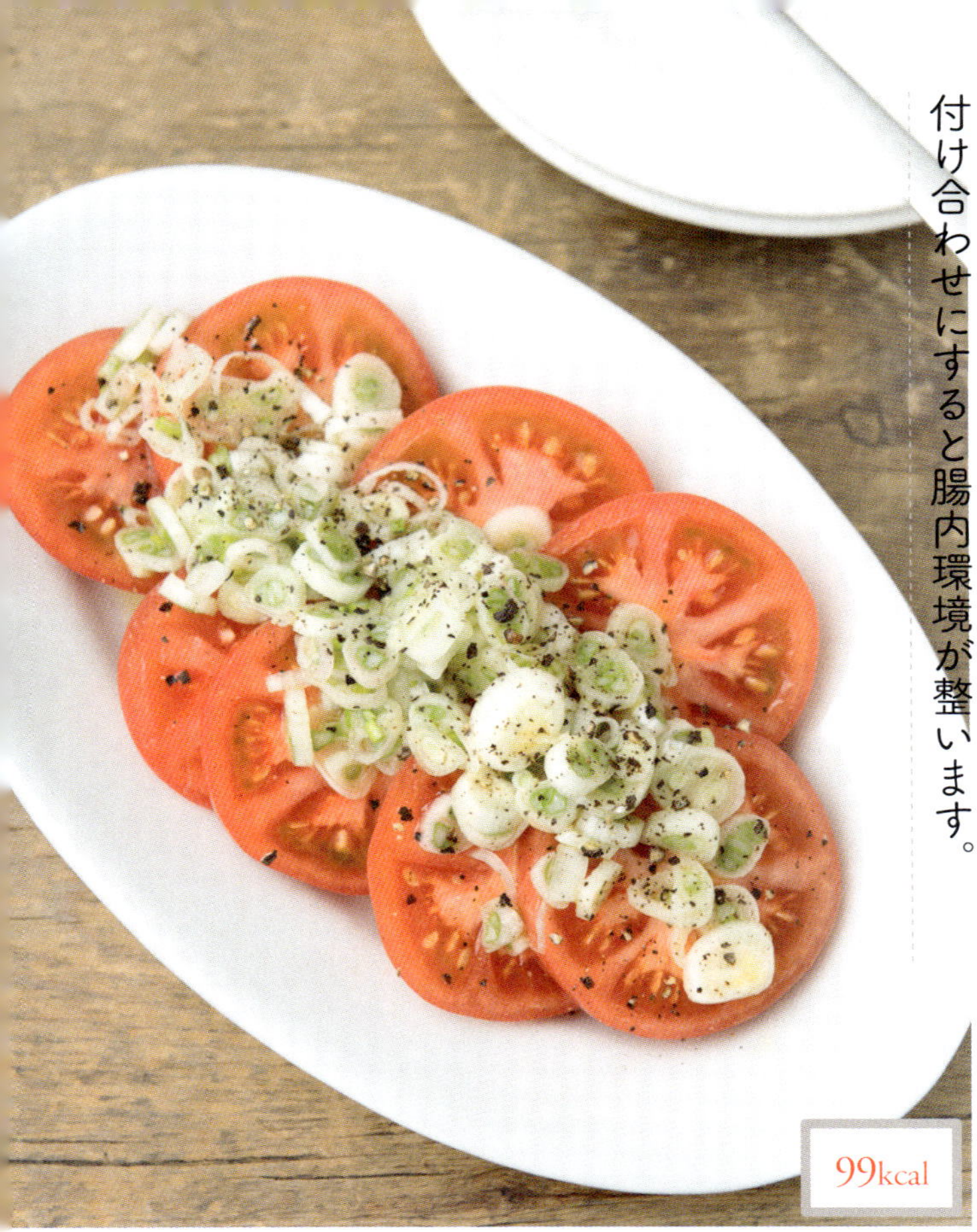

99kcal

材料（2人分）

トマト……2個（大きめの一口大に切る）
エシャレット……4本（薄切り）

A
- 白ワインビネガー……小さじ2
- 塩……小さじ$\frac{1}{4}$
- こしょう……少々
- オリーブ油……小さじ2

作り方

1　器にトマトとエシャレットをのせ、混ぜた**A**をかけて冷やす。

Dr.奥田のやせナビ

水溶性食物繊維が豊富なエシャレットを添えることで、内臓脂肪の分解に役立ちます。

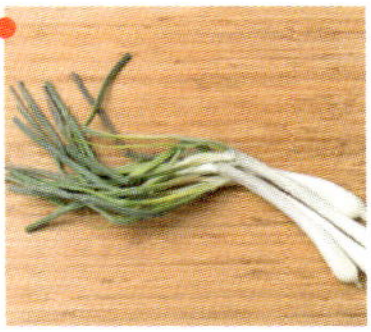

内臓脂肪を落とす食材 4

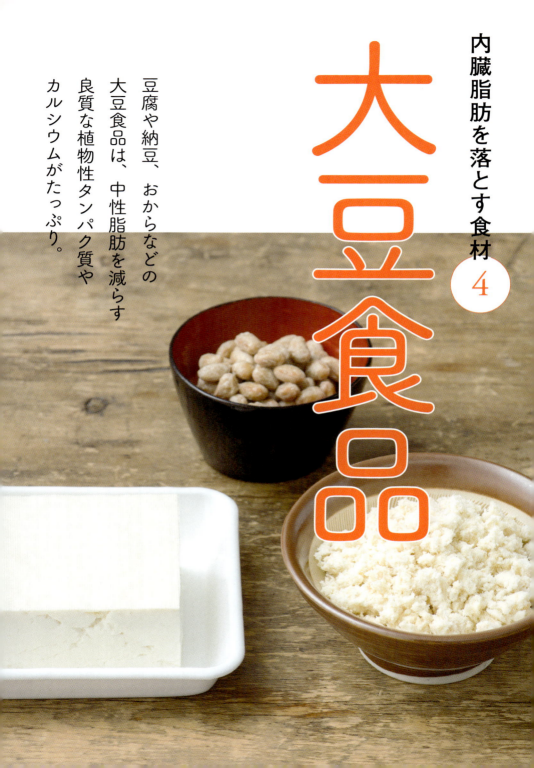

大豆食品

豆腐や納豆、おからなどの
大豆食品は、中性脂肪を減らす
良質な植物性タンパク質や
カルシウムがたっぷり。

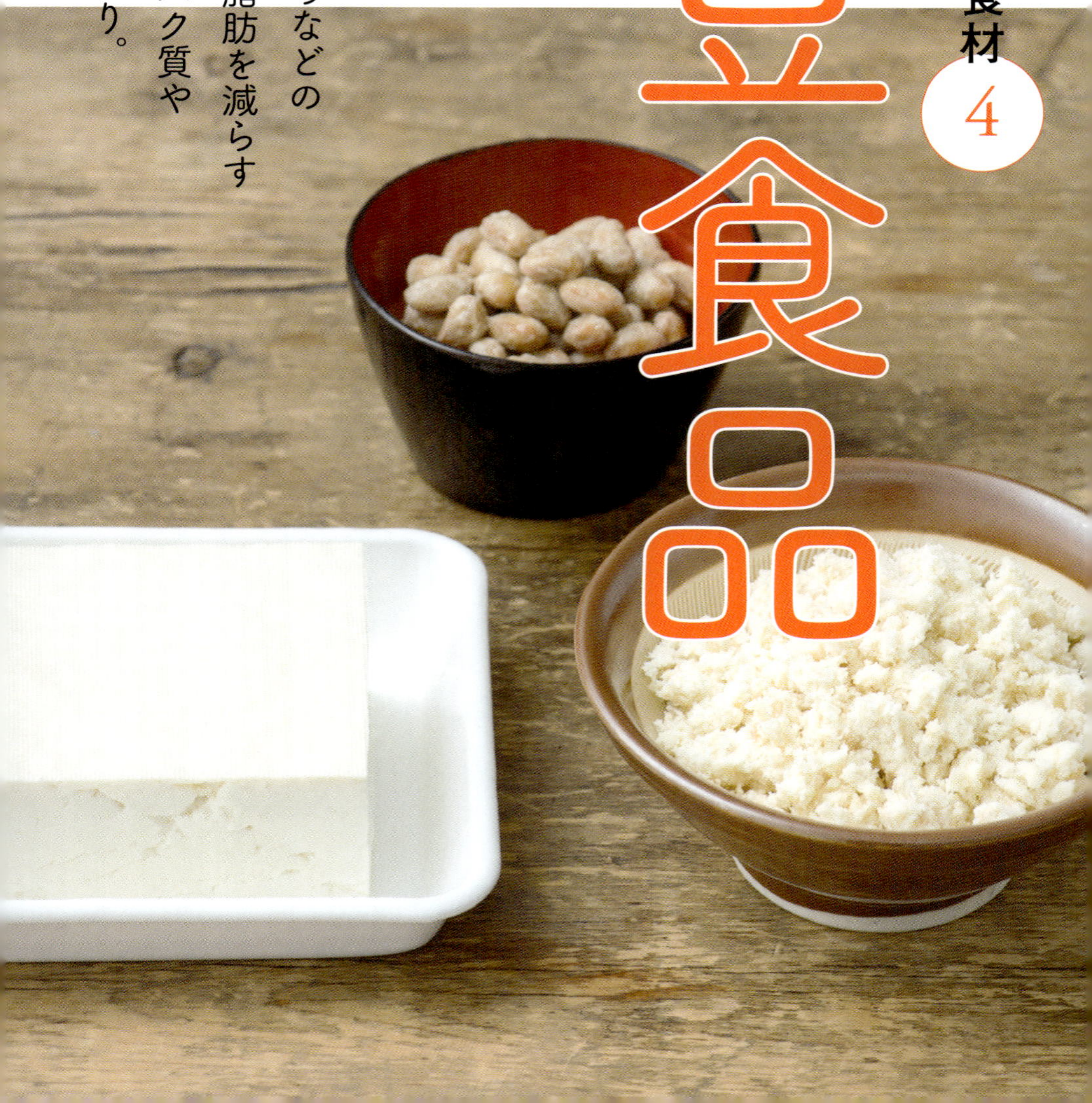

大豆は畑の肉！脂肪に効く良質なタンパク質の宝庫！

「畑の肉」といわれる大豆は、良質な植物性タンパク質の宝庫です。

中でも、**お腹やせの強い味方である「β-コングリシニン」***というタンパク質が多く含まれている**のがポイントです。

日本人の食生活は古来大豆と深く結びついており、みそやしょうゆなどの発酵調味料の原料としても大豆が欠かせませんでした。

また、豆腐や厚揚げ、油揚げ、納豆、おから、湯葉、豆乳など、大豆は加工食品にも幅広く利用されてきました。

海外でも豆腐や納豆がダイエット食品として注目されています。

大豆食品はバリエーションが豊富で、さまざまな料理に応用できるので、毎日の食事に意識的に取り入れるようにしましょう。

＊「β-コングリシニン」は、大豆タンパク質の20%を占め、中性脂肪を減らし、脂肪の分解を促進させる働きがあります。

カルシウムも補える大豆で健康的なお腹やせ！

大豆食品には、丈夫な骨や歯を作るのに欠かせないカルシウムも多く含まれています。食品100gあたりのカルシウム量を比較すると、牛乳が110mgなのに対して、木綿豆腐は86mg、納豆は90mg、厚揚げは240mg、油揚げは310mgとなっています（文部科学省食品成分データベースより）。つまり、乳脂肪分のある牛乳を飲まなくても、大豆食品を1日1食摂る習慣をつければ十分に補えるのです。

納豆や豆乳には、葉酸も多く含まれています。葉酸は、ビタミンB_{12}とともに赤血球を作ったり、DNAの元になるため、妊娠中の女性に必須の栄養素です。

大豆に含まれている抗酸化成分「イソフラボン」は、女性ホルモンに似た働きを持つポリフェノールの一種です。女性ホルモンの減少による更年期障害の緩和も期待できる大豆食品は、健康的なお腹やせを目指す女性の強い味方です。

豆類の植物性タンパク質含有量

食品名	g（100gあたり）	食品名	g（100gあたり）
湯葉（乾）	50.4	いんげんまめ（乾）	22.1
きな粉	37.5	あずき（乾）	20.8
そらまめ（乾）	26.0	グリーンピース（揚げ豆）	20.8
油揚げ	23.4	挽きわり納豆	16.6
おから（乾）	23.1	がんもどき	15.3

（文部科学省食品成分データベースより）

納豆と長いも、オクラの盛り合わせ

水溶性食物繊維が豊富なネバネバ食材と温泉卵やたくあんの相性が絶妙。海苔にのせれば、ヘルシーなおつまみに！ 下ごしらえした長いもとオクラを冷凍しておけば手間が省けて便利です。

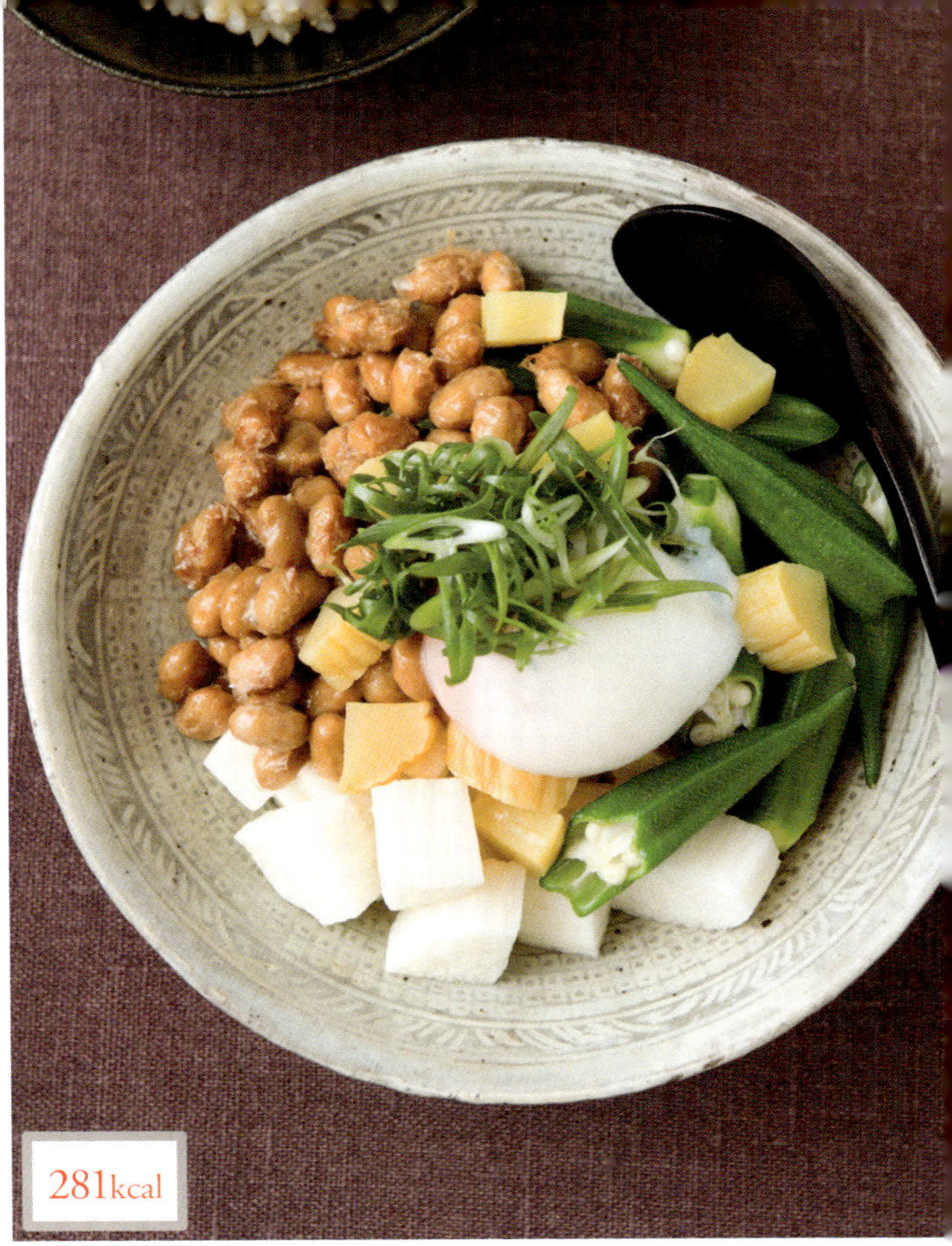

材料（2人分）

納豆……2パック
長いも……8cm
（幅1.5cmのいちょう切り）
オクラ……8本
（さっとゆでて長さ半分に切る）
たくあん……5cm
（幅1.5cmのいちょう切り）
温泉卵……2個（市販の温泉卵でOK）
万能ねぎ（小口切り）……1本
A ［ しょうゆ……小さじ2
　　削り節……1パック

作り方

1 納豆とAを混ぜる。

2 皿に1と長いも、オクラ、たくあんを盛り、温泉卵をのせて万能ねぎを散らす。

Dr.奥田のやせナビ

納豆やたくあんの発酵したうまみがあるので、味付けはしょうゆだけで、納豆のたれは不要です。

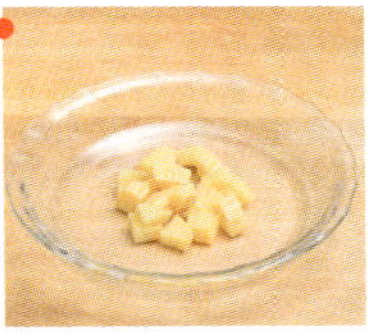

厚揚げとゴーヤの和えもの

材料（2人分）

厚揚げ……1枚
ゴーヤ……1本
塩……小½
（ゴーヤは縦半分に切り、種とワタを除き、小口切りにして塩をまぶし、しんなりするまで置いた後、洗う）

A
- 削り節……1パック
- 塩……小さじ⅓
- 砂糖……小さじ⅓
- しょうゆ……小さじ⅓
- オリーブ油……小さじ⅓

作り方

1 熱湯でゴーヤをゆでた後、厚揚げをゆでて水気を拭く。一口大にちぎる。

2 ボウルに1とAを入れて和える。

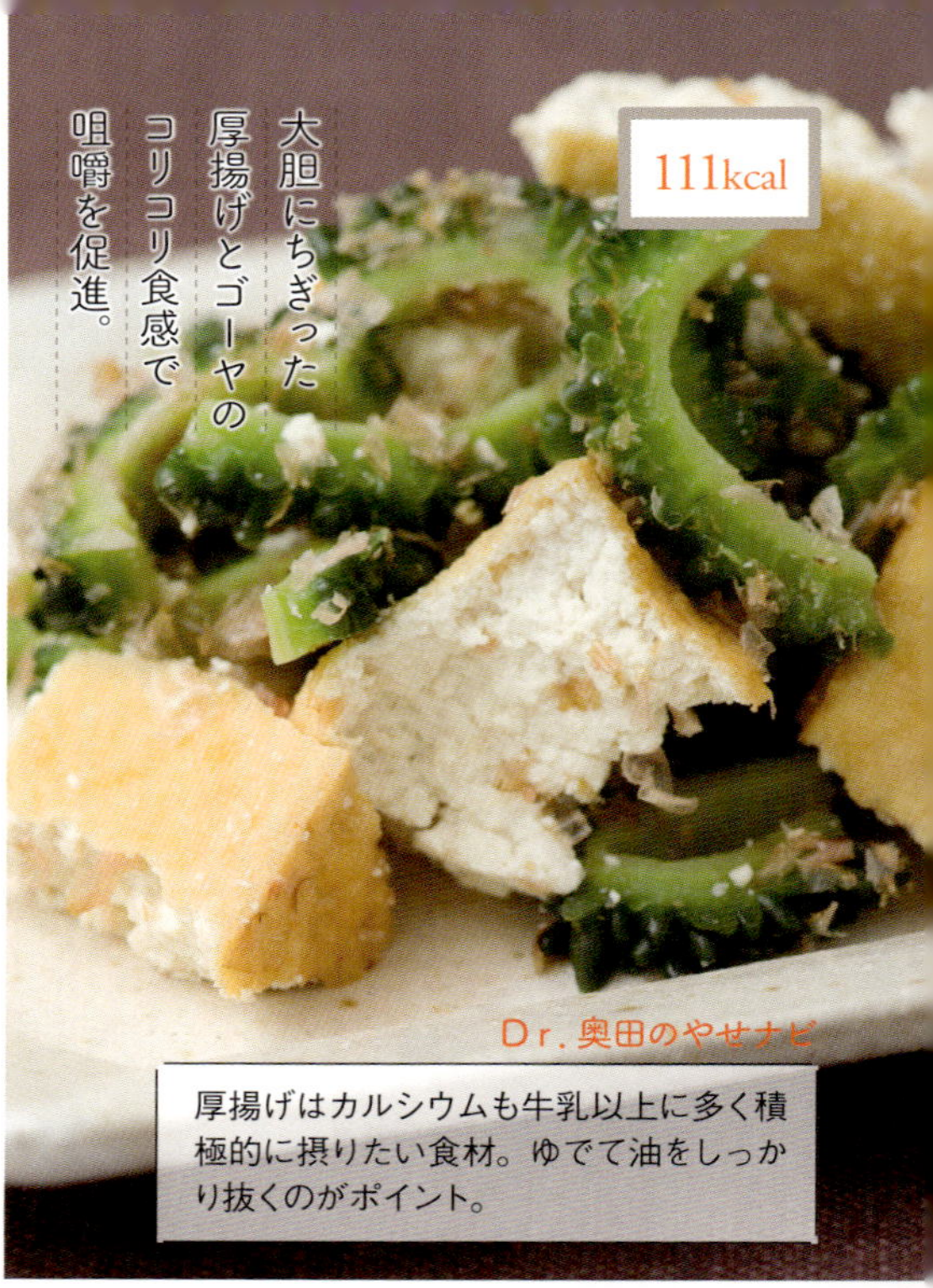
111kcal
大胆にちぎった
厚揚げとゴーヤの
コリコリ食感で
咀嚼を促進。

Dr.奥田のやせナビ

厚揚げはカルシウムも牛乳以上に多く積極的に摂りたい食材。ゆでて油をしっかり抜くのがポイント。

水菜と厚揚げのサラダ

材料（2人分）

水菜……150g（長さ4cmに切る）
厚揚げ……1枚（ゆでて油をふく）

A
- 塩昆布……10g（細切り）
- レモン汁……大さじ1
- ごま油……少々

作り方

1 ボウルに水菜と大きくちぎった厚揚げ、Aを入れ、和える

Dr.奥田のやせナビ

大豆食品の中でもカルシウムが豊富な厚揚げ。手でちぎることで、味がしみやすくなり、調理時間も短縮。

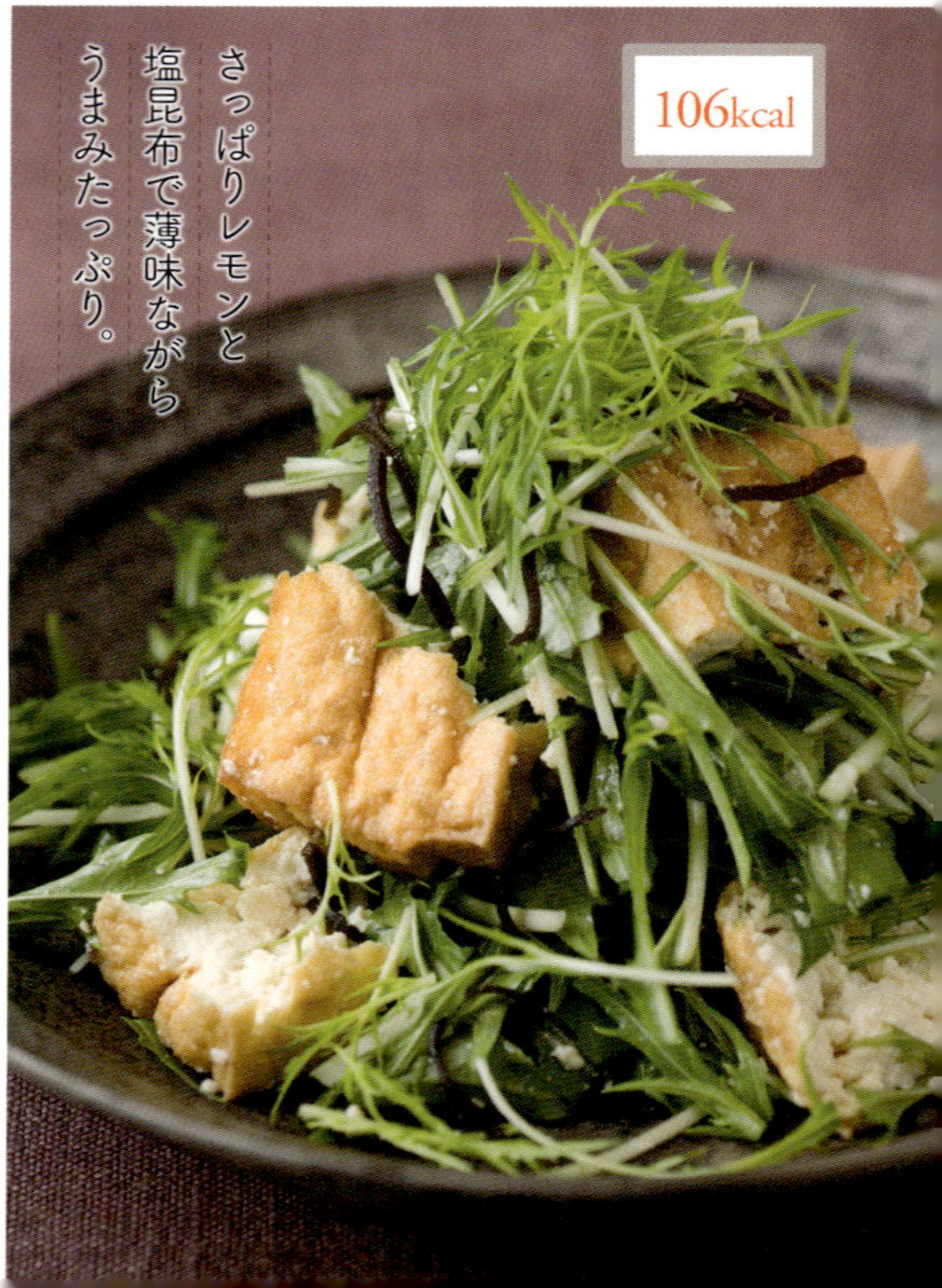
106kcal
さっぱりレモンと
塩昆布で薄味ながら
うまみたっぷり。

おからのポテトサラダ

大きめに切ったにんじんと
きゅうりの水気を絞ることで、
コリコリした食感が
アクセントに。

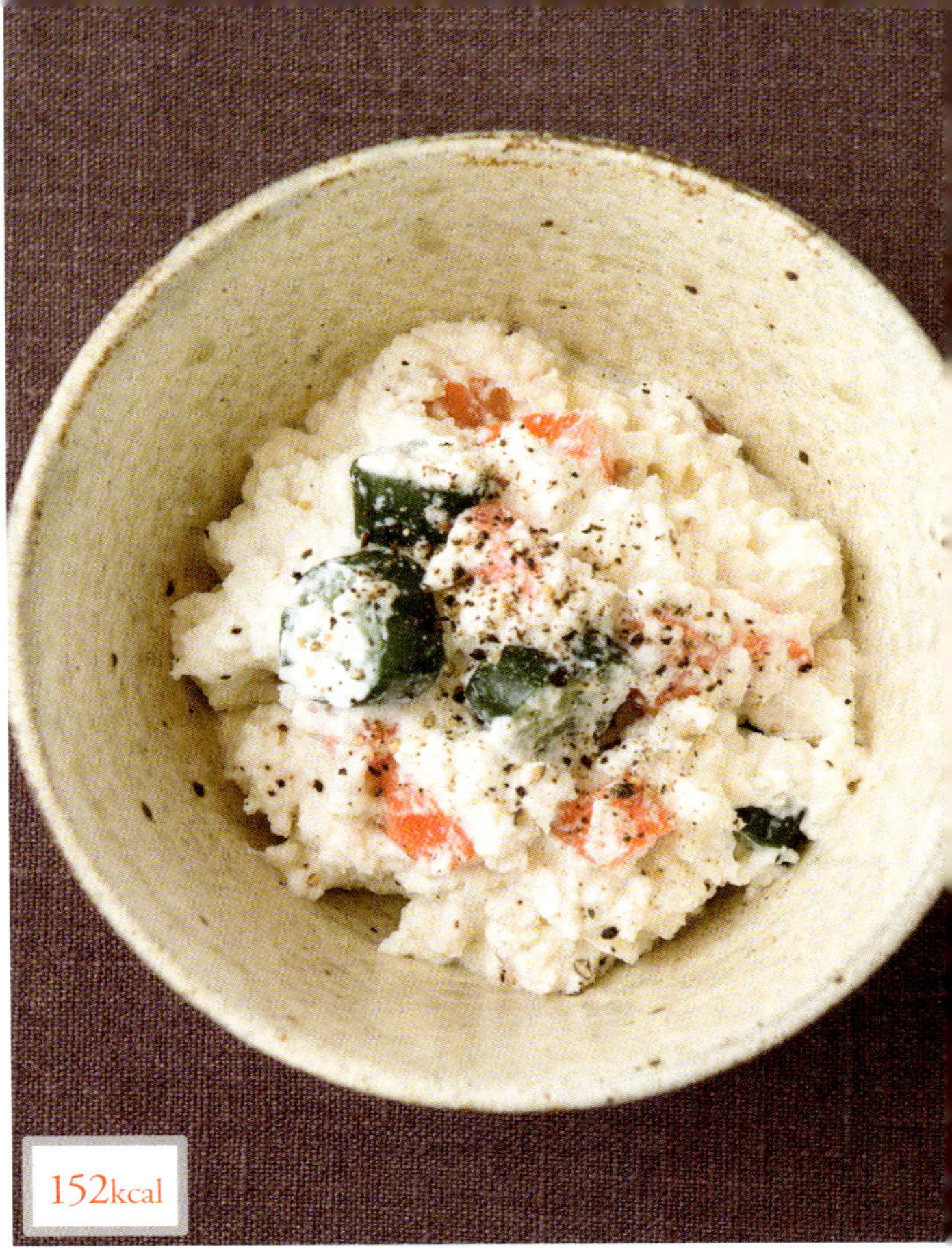

材料（2人分）

おから（生）……100g
（耐熱皿に入れ。ラップをせず600Wの電子レンジで約2分加熱）

A
- ヨーグルト（無糖）……200g
- おろし玉ねぎ……小さじ2
- 塩……小さじ⅓
- こしょう……少々
- オリーブ油……小さじ1

B
- にんじん……⅓本（長さ1.5cmの角切り）
- きゅうり……½本（長さ1.5cmの輪切り）
- 塩……小さじ½

作り方

1 Bを混ぜてにんじんときゅうりをしんなりさせて水気を絞る。

2 おからとAと1を和える。

Dr.奥田のやせナビ

ポテトやマヨネーズの代わりにおからとヨーグルトを使った置き換えサラダ。おからをたくさん食べられない人もこれならムリなく食べられます。

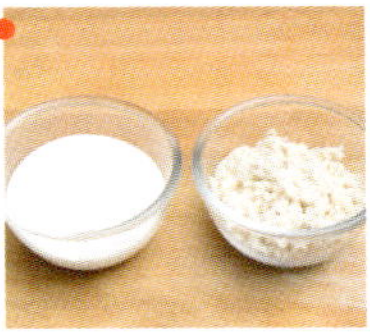

納豆入り油揚げカリカリ巾着

大豆食品の中でもカルシウムが特に多い油揚げをカリッと香ばしく焼いた食感と、中に入っている納豆のネバネバ食感のメリハリが絶妙。おいなりさんのように食べ応えを楽しみながらいただけます。

材料（2人分）

納豆……2パック
油揚げ……2枚（長辺を半分に切る）
A ┌ にんじん……⅓本（1cm角切りにする）
　│ しょうゆ……大さじ½
　└ 練り辛子……小さじ½

作り方

1 納豆にAを入れて混ぜる。

2 袋状にした油揚げに1を等分に入れ、楊枝で口を閉める。

3 オーブントースターやグリル、焼き網などでこんがりと焼く。フライパンで焼く場合は、油揚げからじんわり油分が出るので、油をひかない。

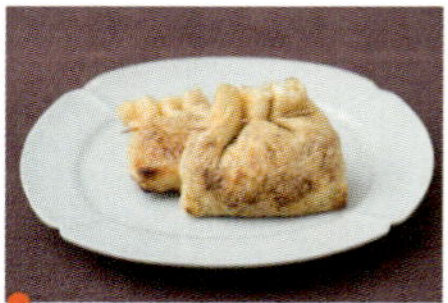

Dr.奥田のやせナビ

油揚げに納豆を入れることで、内臓脂肪を分解する大豆食品をダブル使い。

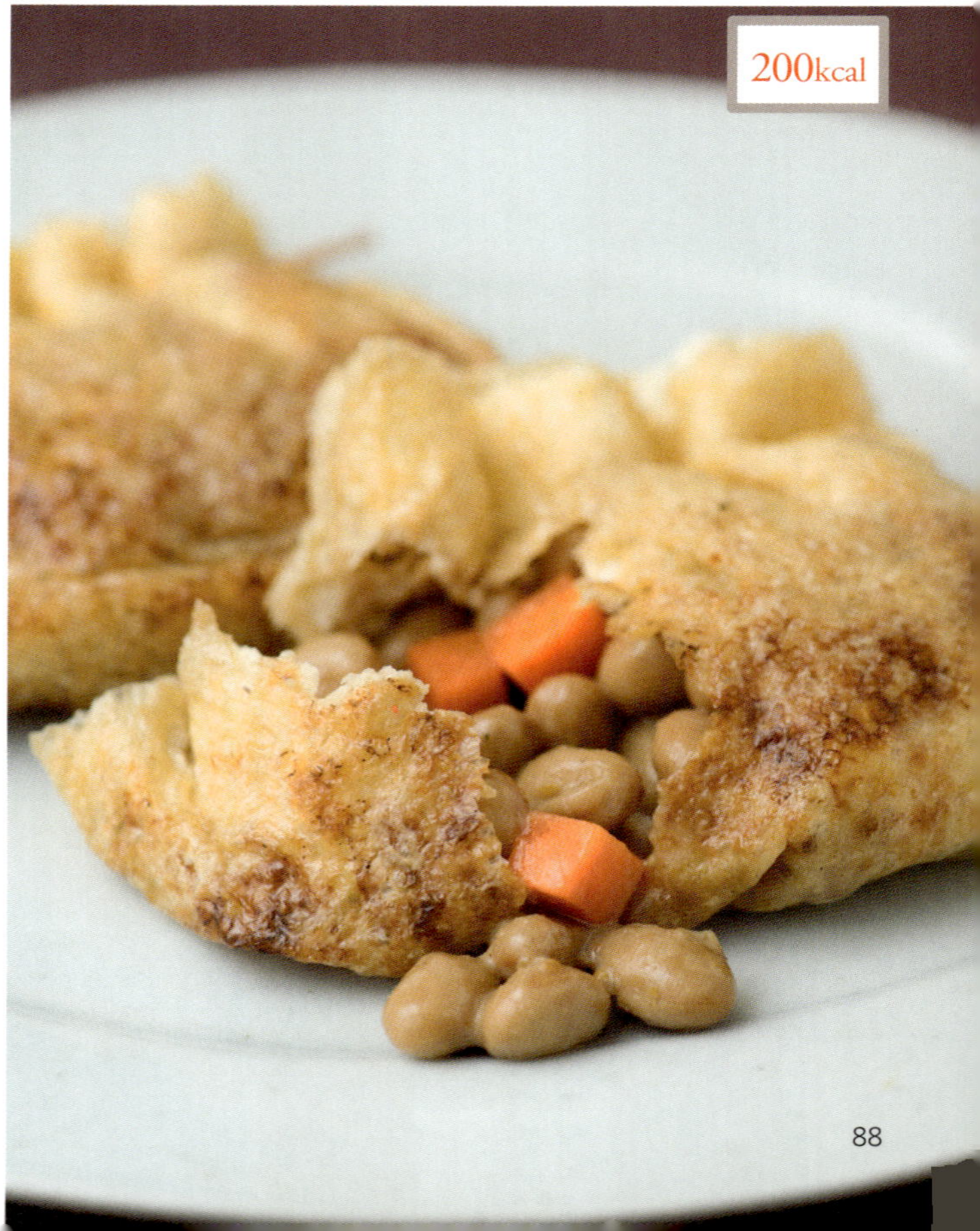

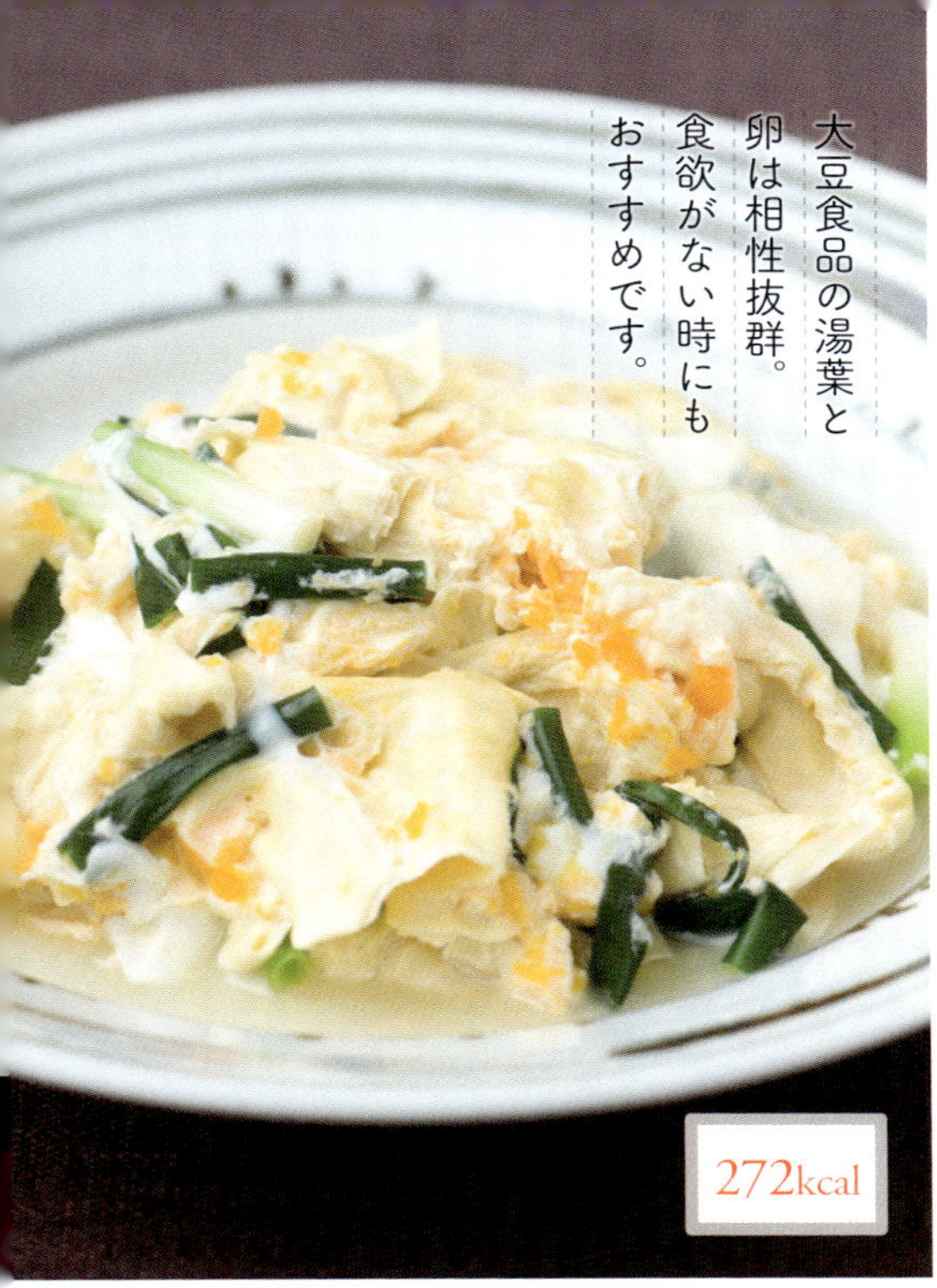

大豆食品の湯葉と卵は相性抜群。食欲がない時にもおすすめです。

272kcal

湯葉の卵とじ

材料（2人分）

生湯葉……150g（一口大に切る）
万能ねぎ……5本（長さ3cmに切る）
卵……2個
A ┌ だし……1カップ
　│ 塩……小さじ⅓
　└ しょうゆ……小さじ½

作り方

1 直径20cmのフライパンにAと湯葉を入れて煮立てる。

2 万能ねぎを入れ、卵を回し入れ、煮立てて蓋をし、好みの加減に火を通す。

Dr.奥田のやせナビ

湯葉は、大きめに切るのがポイント。しこしこした食感で、かみ応えもあります。

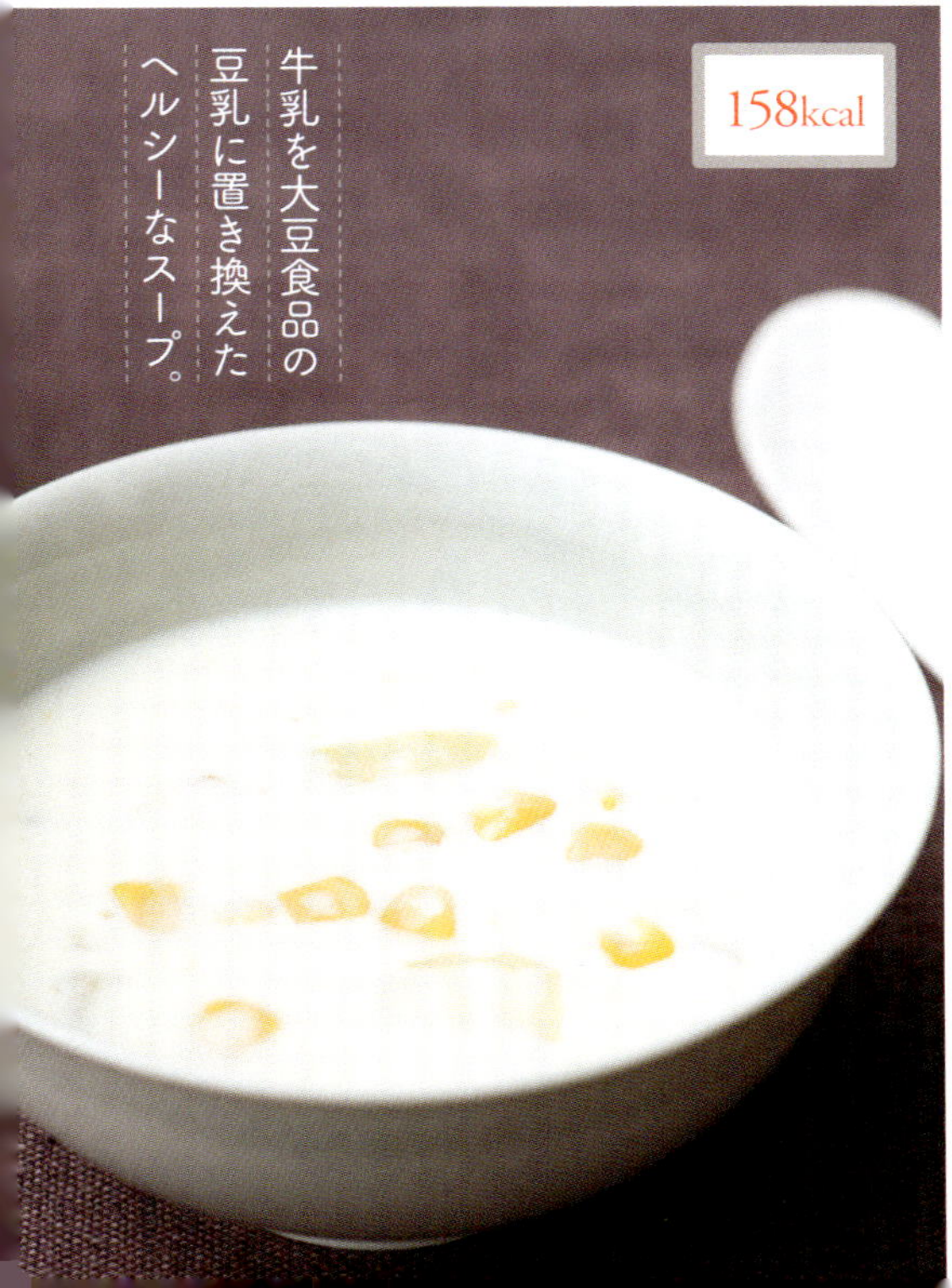

牛乳を大豆食品の豆乳に置き換えたヘルシーなスープ。

158kcal

豆乳コーンスープ

材料（2人分）

クリームコーン……1缶（190g）
豆乳……1と½カップ
玉ねぎ……¼個（2.5cm角に切る）
塩……少々
こしょう……少々

作り方

1 鍋にクリームコーン、豆乳、玉ねぎを加えて火にかけ、温まったら、塩・こしょうで味をととのえる。

Dr.奥田のやせナビ

牛乳ではなく豆乳に置き換えることで、内臓脂肪を落とす大豆食品を賢く摂取。

内臓脂肪を落とす食材 5

青背の魚

ブリ、サンマ、サバ、イワシなど
青背の魚は、悪玉コレステロールや
中性脂肪を減らすのに役立つ
EPAとDHAの宝庫。

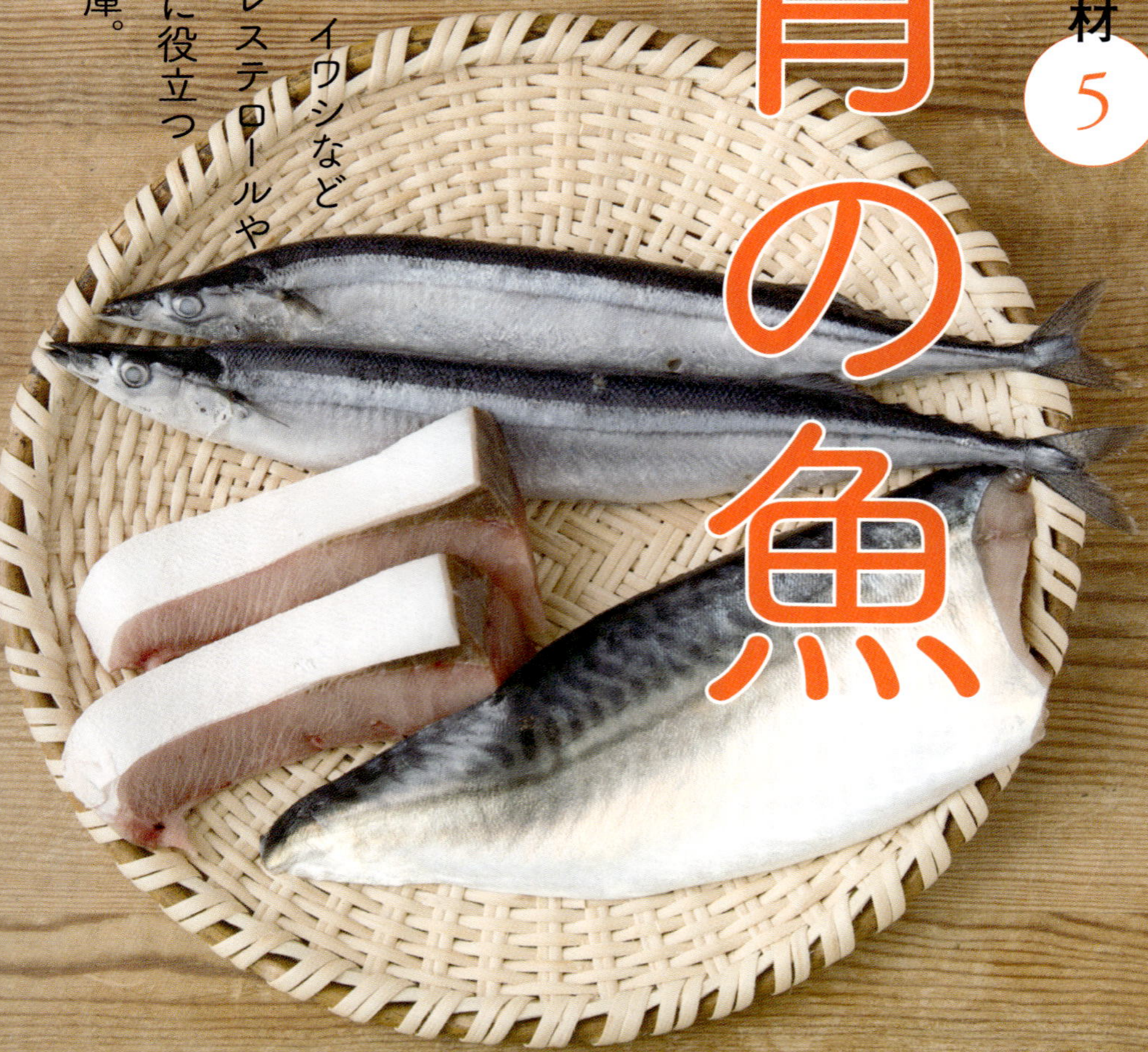

青魚は中性脂肪を減らし内臓脂肪をつきにくくする

サバ、イワシ、サンマ、ブリ、マグロなど、魚の中でも背中の青い魚は「青魚」と呼ばれています。青魚は、**中性脂肪を減らす働きのある不飽和脂肪酸の「ＥＰＡ（エイコサペンタエン酸）」と、「ＤＨＡ（ドコサヘキサエン酸）」が多く含まれています。**ＥＰＡには中性脂肪を減らすのに加えて、血管の中で血のかたまりができるのを防ぐ働きもあります。

ＤＨＡは中性脂肪を減らして内臓脂肪をつきにくくするだけではなく、悪玉コレステロールを減らす働きもあります。青背の魚を食べて、中性脂肪と悪玉コレステロールを減らせば、お腹やせに役立つのはもちろん、動脈硬化が原因で起こる生活習慣病の予防にも役立ちます。

最近、日本人の魚介の摂取量が減り、肉類の摂取量のほうが上回っていますが、健康的なお腹やせのためには、肉だけでなく、青魚を中心とした魚介を積極的に摂るようにしましょう。

サバ、イワシ、サンマ、ブリ、マグロ——EPAとDHAが多いのはどれ？

青魚の中でも、種類によってEPAとDHAが含まれる量には大きな開きがあります。**EPAとDHAが群を抜いて多く含まれているのはクロマグロ**です。ただし、赤身の部分には少なく、EPAとDHAの大部分はトロに集中的に含まれています。

トロには及びませんが、ブリやサンマ、サバやイワシ、サワラなども、100g食べれば、厚生労働省が1日に摂取するよう推奨しているEPAとDHAの合計摂取量1000㎎を超える含量があります。

旬の青魚を日々の食卓に取り入れることで、季節感を味わいながら食事を楽しみましょう。

内臓脂肪をつきにくくするEPAとDHAの含有量

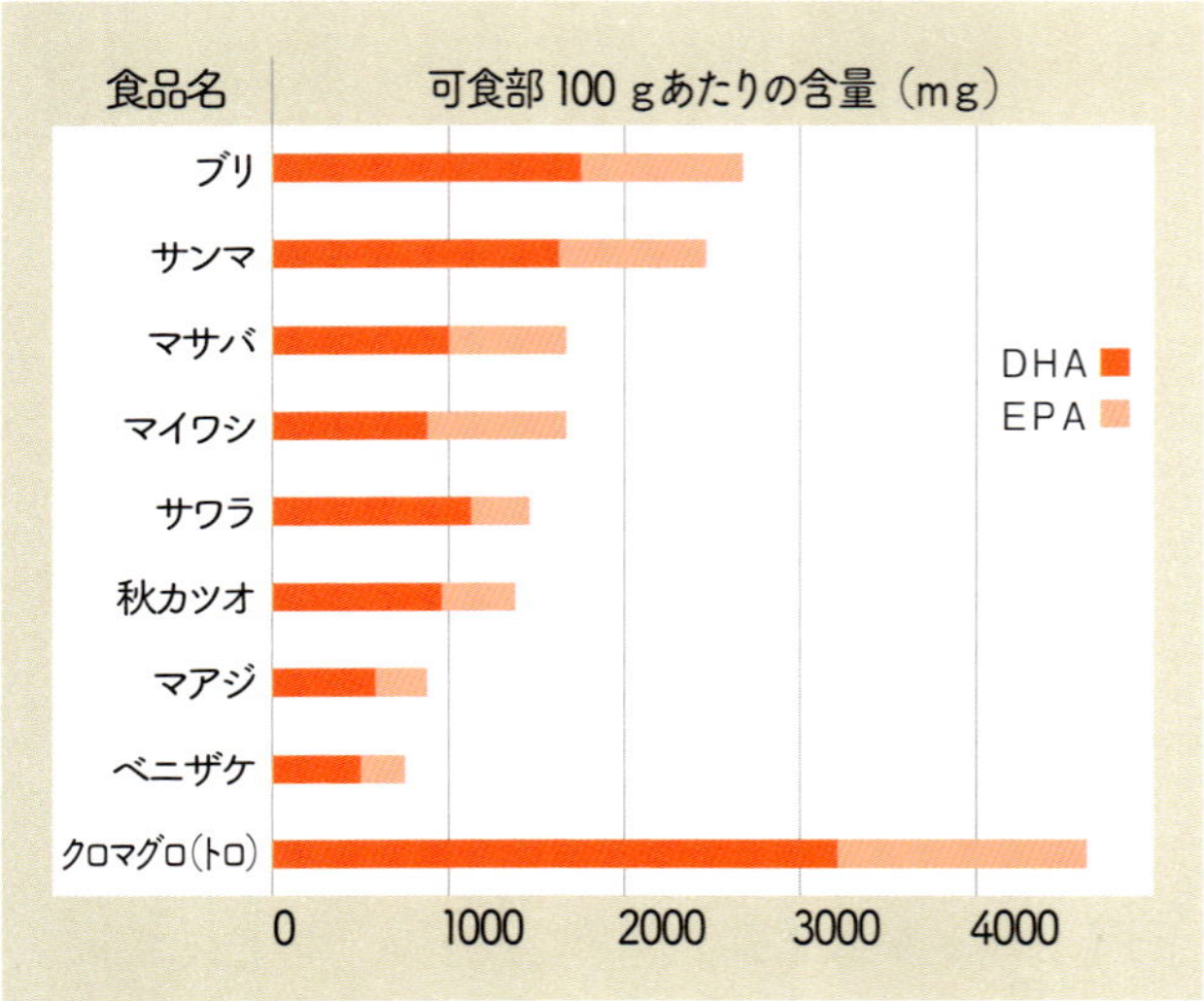

（文部科学省食品成分データベースより）

人気の魚缶も内臓脂肪対策に◎骨や皮も丸ごと摂れて調理もラクラク

「魚は好きだけど、肉よりも扱いにくいから、つい敬遠してしまう」
「新鮮な魚を常に冷蔵庫にストックしておくのは難しい……」

そんな方は、魚の缶詰を常備しておくことをおすすめします。**青魚の缶詰にも、EPAやDHAが含まれている**ので、内臓脂肪に効くレシピの強い味方になります。栄養面という観点では、缶詰の魚より生の魚のほうに軍配が上がりますが、調理の手軽さという面では、缶詰はとても優秀です。

缶詰なら賞味期限に神経質になる必要もなく、いざという時には非常食にもなります。普段から、魚料理よりつい手軽な肉料理に偏ってしまうという方は、魚の摂取量を増やして、内臓脂肪を効率よく落とすためにも、缶詰を賢く活用しましょう。

人気のサバの水煮缶をはじめ、サンマのかば焼きや、イワシの煮つけなど、味のついている缶詰でも、工夫次第でお腹やせに役立つ青魚を手早く補給できるメインディッシュに早変わり！

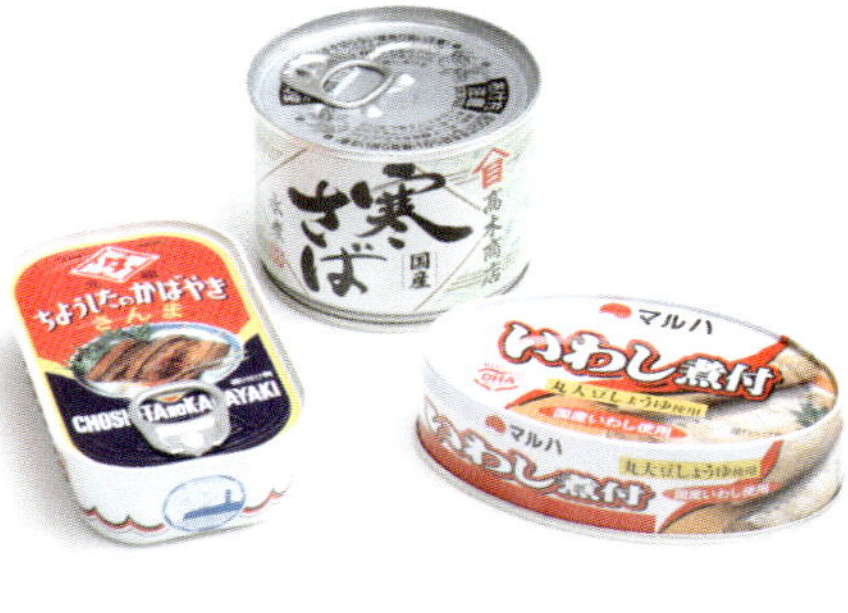

イワシのハーブ焼き

イワシはサバと同等のEPAとDHAを持つ青魚。フレッシュパセリやにんにくの香りと白ワインビネガーの爽やかな風味で魚嫌いでも食が進むメインディッシュに。パセリはお好きなハーブにアレンジOK。

材料（2人分）

イワシ……4尾
塩……小さじ½
（イワシは頭を切り、ワタを除いて洗い、塩を振って10分置く）

A
- パセリ（葉はみじん切り。茎は1cm幅に切って歯ごたえを出す）……1カップ
- にんにく……1かけ（みじん切り）
- 玉ねぎ……¼個（粗みじん切り）
- 白ワインビネガー……大さじ2
- 塩……少々
- こしょう……少々
- オリーブ油……小さじ1

作り方

1 イワシの水気をふいてAをのせ、220℃に熱したオーブンに入れて20分間焼く。

212kcal

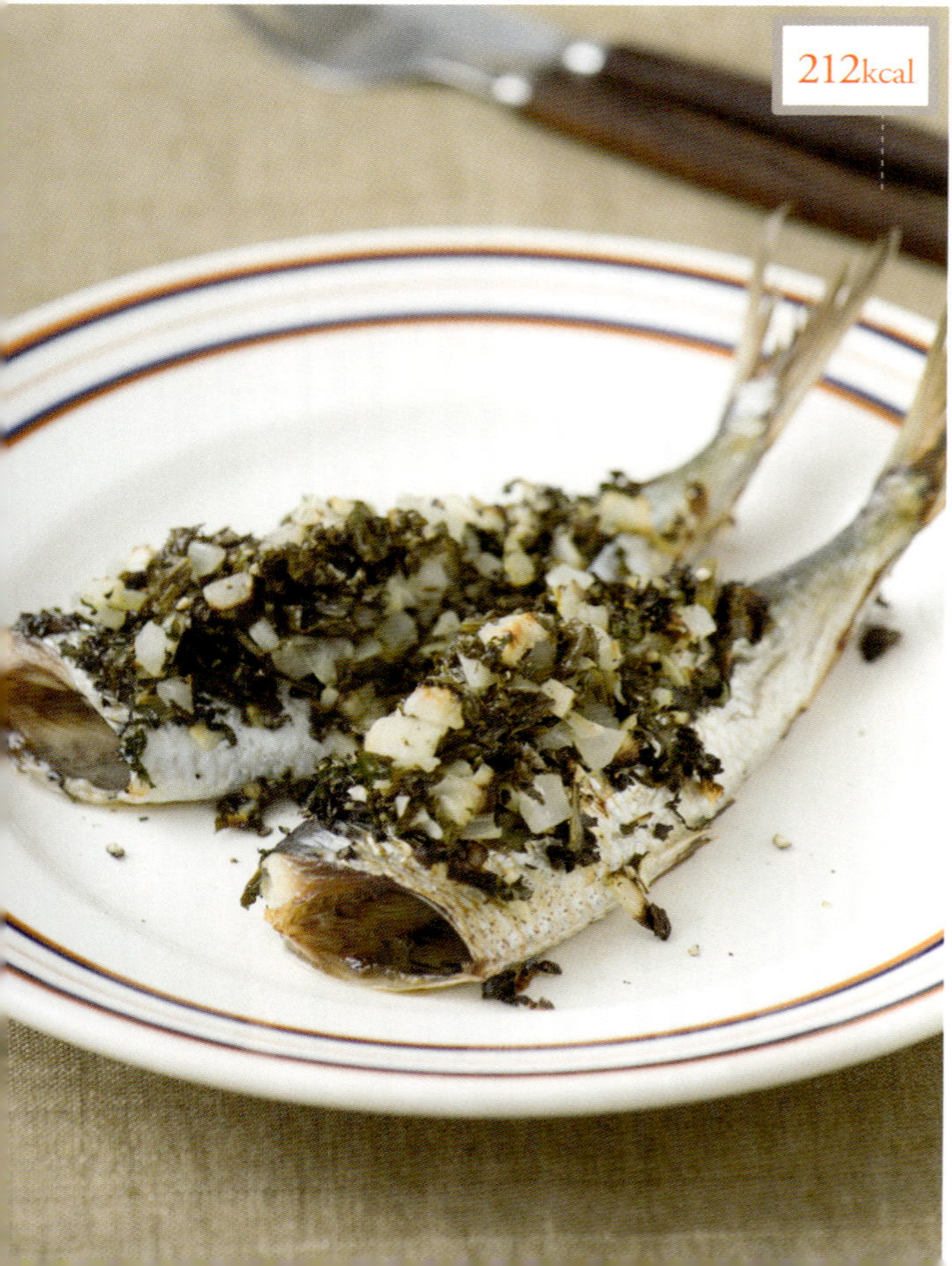

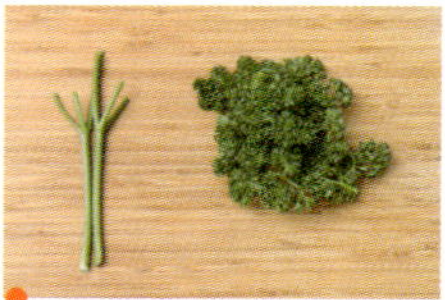

Dr.奥田のやせナビ

内臓脂肪に効く青魚が苦手な人でも食べやすいように、イワシのにおいをパセリの香りでさりげなく緩和。

サンマと昆布のさっぱり煮

サンマは中性脂肪を落としやすくする不飽和脂肪酸がブリ同様に多い青魚。水溶性食物繊維の多い昆布と合わせることで内臓脂肪を落とすのにダブルで効果的！

酢としょうがの風味で口当たりもさっぱり。

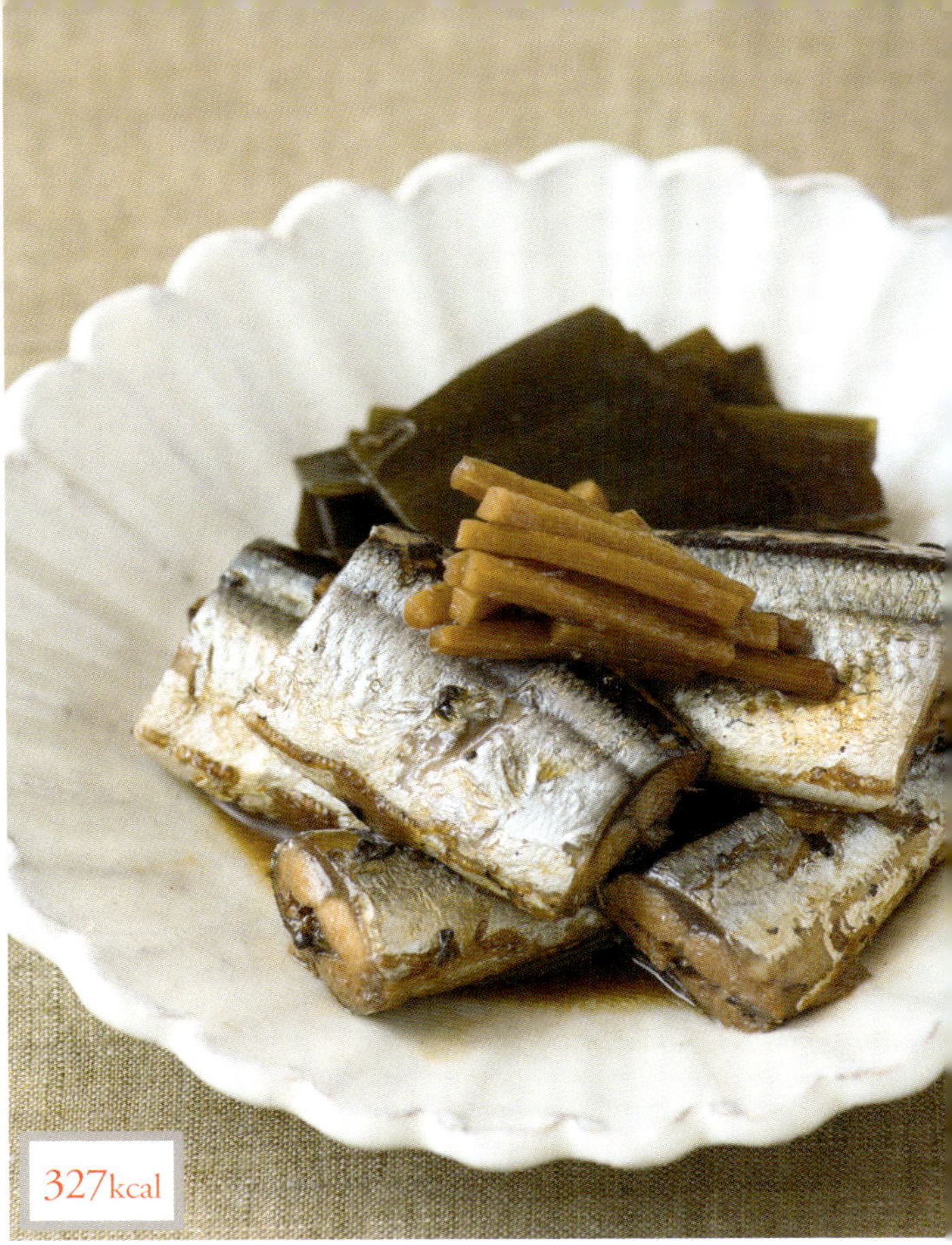

327kcal

材料（2人分）

サンマ……2尾
（4等分のブツ切りにしてワタを洗う）
しょうが……2かけ（細切り）
ごま油……少々

A
- 昆布……10cm
- 水……1カップ

B
- しょうゆ……大さじ1と½
- 酢……大さじ1と½
- 酒……大さじ1と½
- 砂糖……大½

作り方

1 鍋に**A**を入れて20分置いた後、昆布の繊維に沿って幅2cmに切って鍋に戻す。

2 **1**にサンマとしょうが、ごま油、**B**を入れて強火にかけ、煮立ったら落とし蓋や紙蓋などをして15～20分間煮る。

Dr.奥田のやせナビ

水溶性食物繊維が豊富な昆布は、繊維に沿って切ることで、かみ応えが一段と出て、食べ過ぎを防げます。

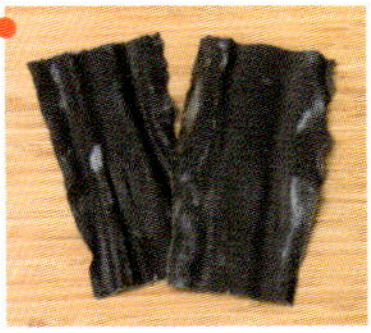

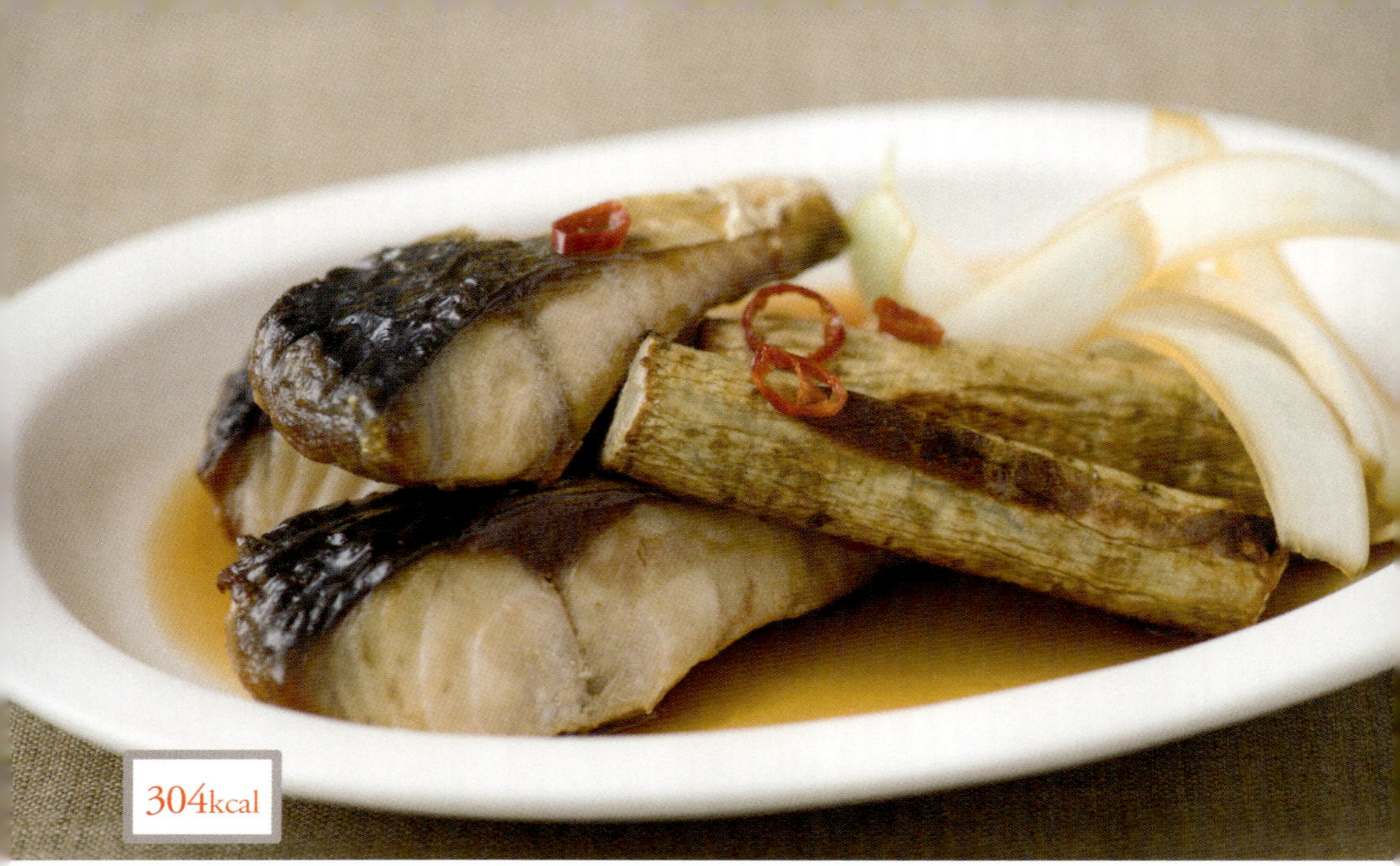

焼きサバの南蛮漬け

不飽和脂肪酸の多いサバを揚げずにこんがりグリルした香ばしい南蛮漬け。通常は魚を揚げて調理するけれど、油を使わずに焼くことで、脂肪の大敵の油分をオフ！

材料（2人分）

サバ（3枚おろし）……2切れ
塩……小さじ½
（サバは2～3等分に切り、塩を振って10分置く）
玉ねぎ……¼個（幅1cmのくし形切り）
ごぼう……½本（長さ5～6cm、縦半分に切る）

A
- しょうゆ……大さじ2
- 砂糖……大さじ1
- 酢……大さじ2
- だし……大さじ4
- 赤唐辛子（小口切り）……1本

作り方

1 鍋にAを入れて煮立て、玉ねぎを加えて火を止める。

2 魚焼きグリルなどにサバとごぼうを入れて7～8分かけて両面焼く。

3 容器に2を入れて1をかけ、15分以上浸す。

Dr.奥田のやせナビ

ゴロッと大きめの焼きごぼうは満腹中枢を刺激するかみ応えがあり、お腹を掃除する食物繊維もたっぷり。

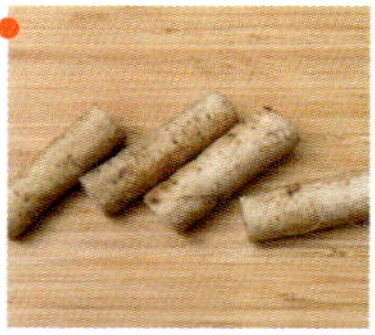

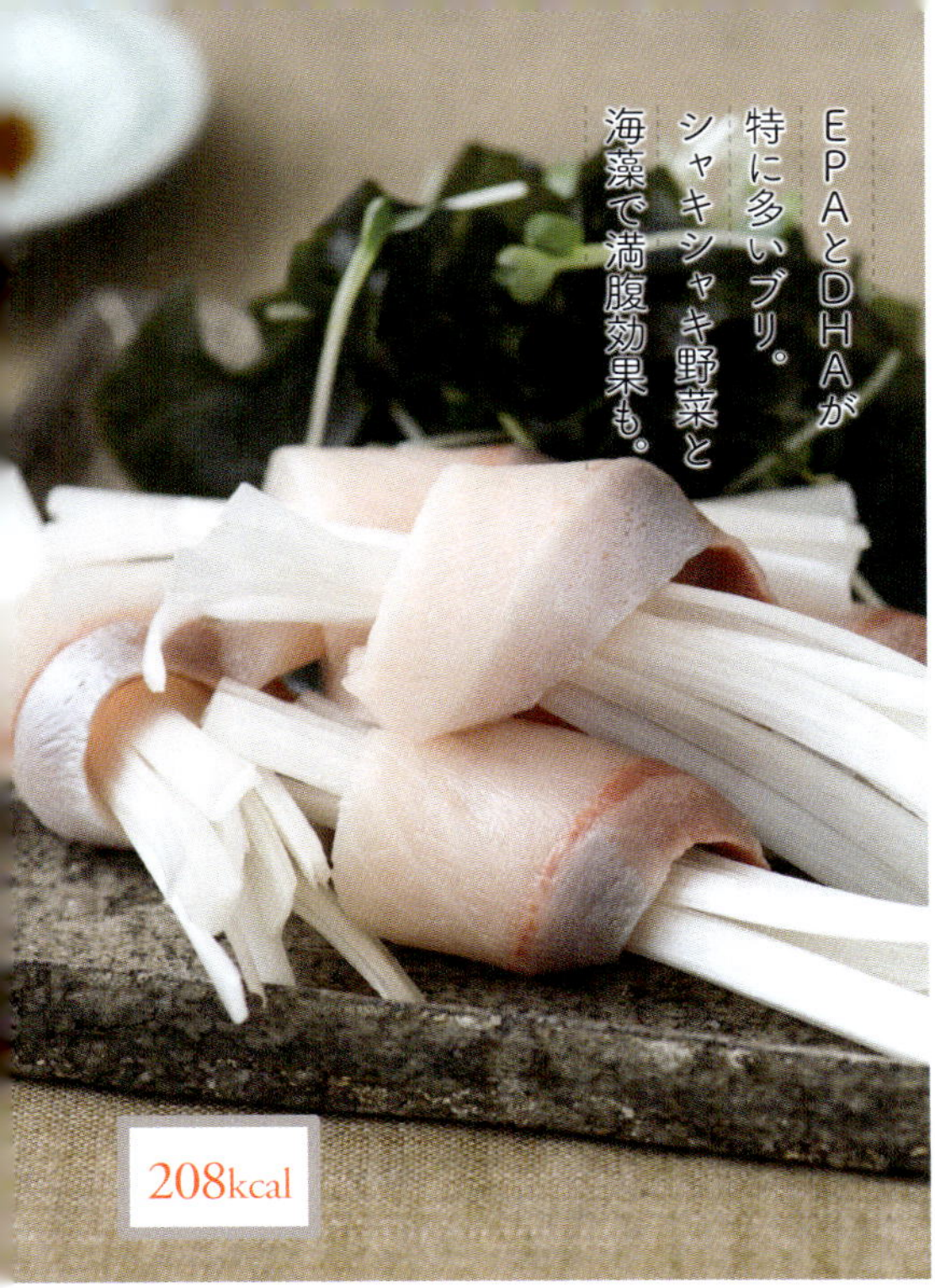
EPAとDHAが
特に多いブリ。
シャキシャキ野菜と
海藻で満腹効果も。
208kcal

ブリの香味野菜巻き

材料（2人分）

ブリ（刺身用）……150g
（厚さ5mmにそぎ切り）
長ねぎ……10cm（長さ5cmにカットし、やや粗めに細切り）

A
- かいわれ大根……½パック
- わかめ（塩蔵）……30g（洗ってたっぷりの水に浸し、大きめに切る）
- わさび……適宜
- しょうゆ……適宜

作り方

1 ブリにねぎをのせて巻く。

2 皿に混ぜたAと1を盛る。

Dr.奥田のやせナビ

水溶性食物繊維が豊富なわかめをブリと一緒に摂ることで、効果がよりアップ。

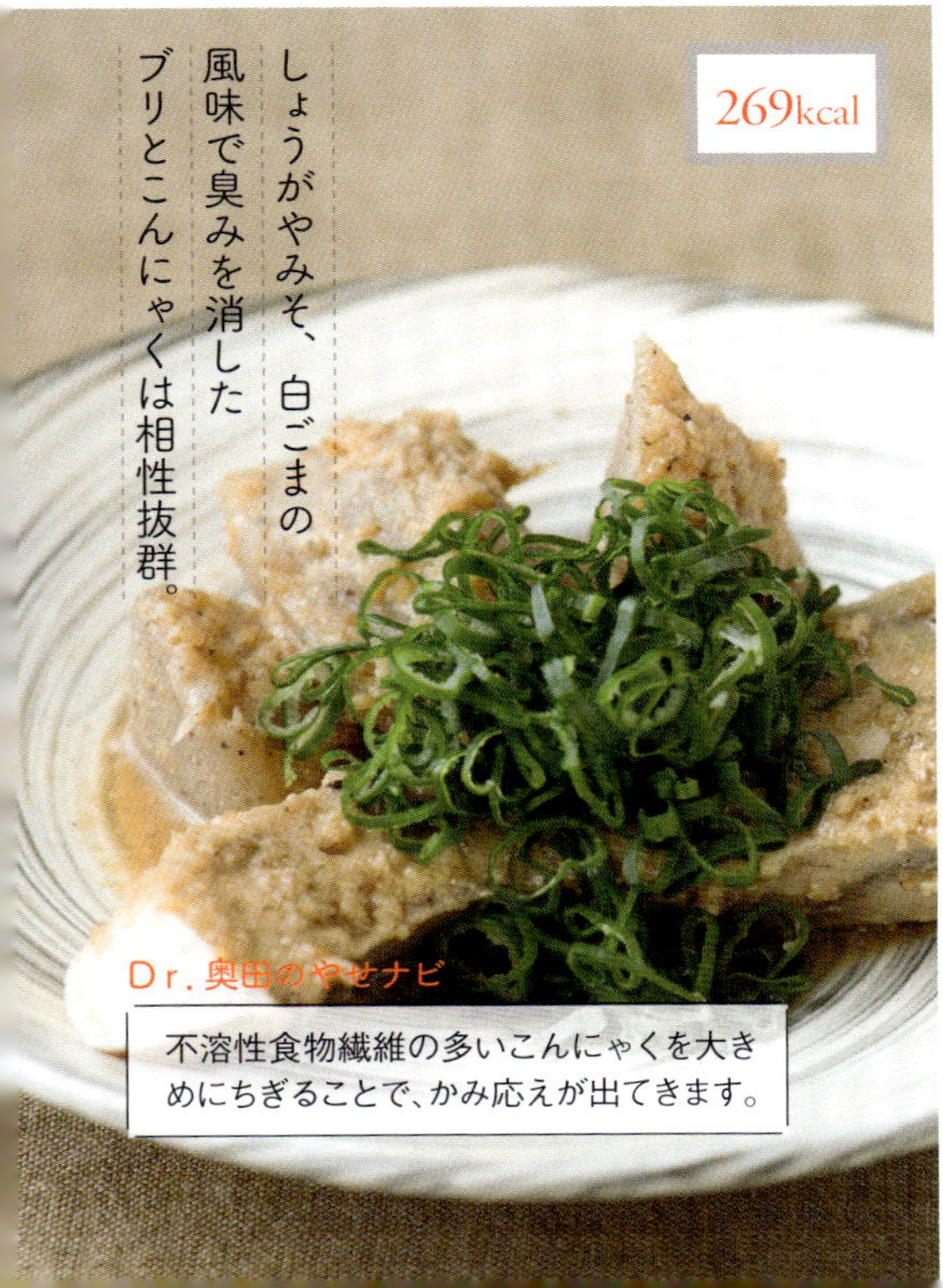
しょうがやみそ、白ごまの
風味で臭みを消した
ブリとこんにゃくは相性抜群。
269kcal

Dr.奥田のやせナビ

不溶性食物繊維の多いこんにゃくを大きめにちぎることで、かみ応えが出てきます。

ブリのごまみそ蒸し

材料（2人分）

ブリ……2切れ
わけぎ……2本（小口切り）
こんにゃく……½枚（150g、大きめにちぎって塩でもみ、下ゆでをする）

A
- おろししょうが……1かけ分
- みそ……大さじ1
- しょうゆ……小さじ1
- すり白ごま……大さじ1
- 酒……小さじ2
- 水……小さじ2

作り方

1 耐熱皿にブリとこんにゃくを入れ、Aをかける。

2 1にラップをかけ、電子レンジで5分間（600W）温め、2分間蒸らしたら、わけぎを盛る。

サバじゃが

定番料理「肉じゃが」の肉を
青背の「サバ」に置き換えるだけで、
内臓脂肪を落とすレシピに大変身!
水煮缶を使えば、
面倒な下ごしらえも不要。

材料（2人分）

サバの水煮……1缶
じゃがいも……2個（皮つきのまま2等分）
にんじん……½本
（皮つきのまま大きめに切る）
玉ねぎ……¼個（2等分してくし形切り）
絹さや……6枚

A
- しょうゆ……大さじ1
- 酒……大さじ1
- 砂糖……小さじ1
- 水……¼カップ

作り方

1 鍋にじゃがいも、にんじん、玉ねぎ、サバ缶の中身を汁ごととAを入れ、蓋をして強火にかける。

2 5～6分間煮たら、絹さやを加え、さっと火を通す。

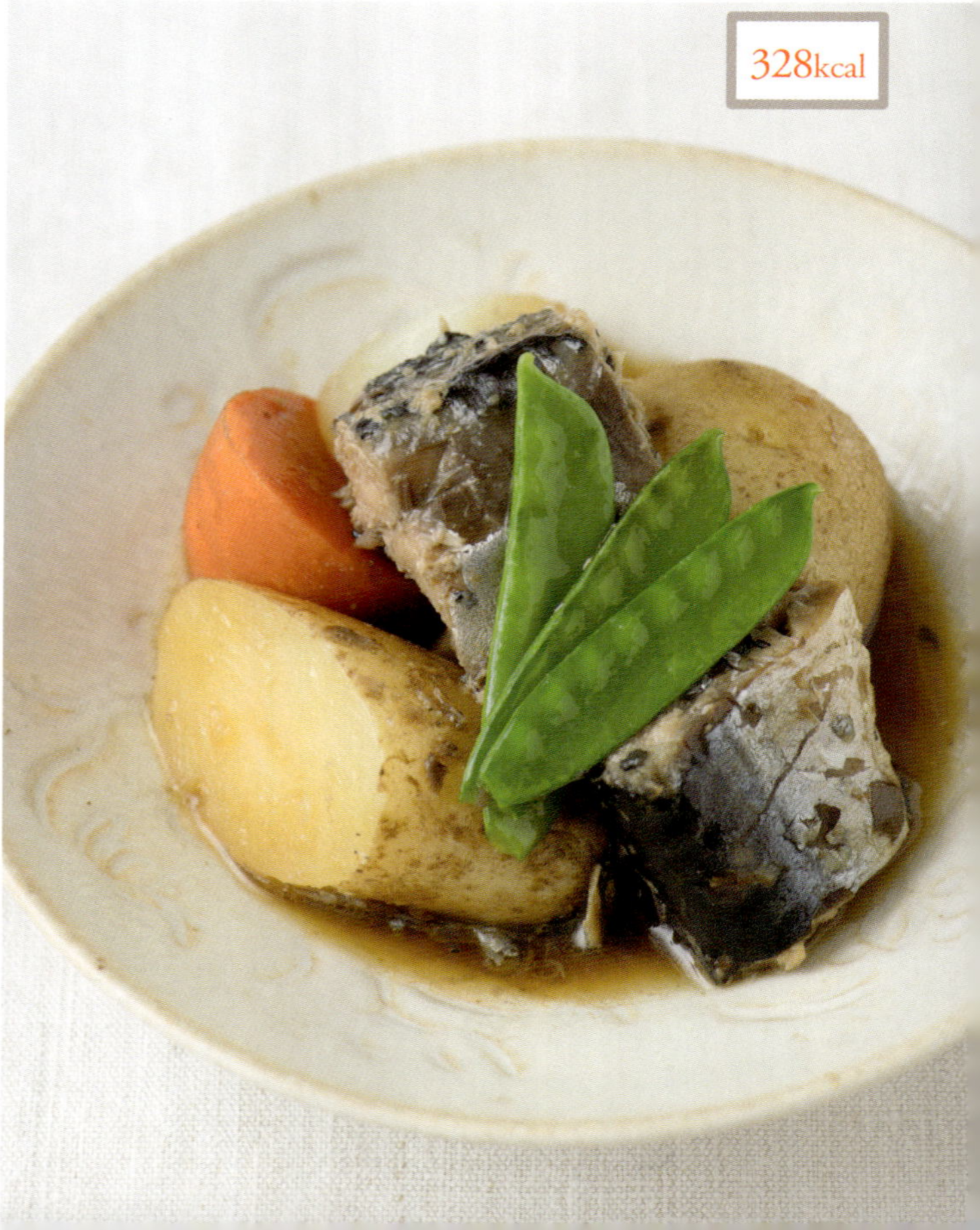

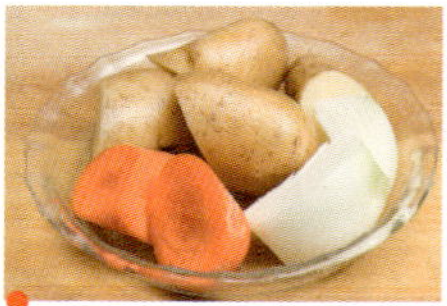

Dr.奥田のやせナビ

食物繊維が豊富な根菜類のじゃがいも、にんじんを皮つきのまま硬めにゆでることで歯ごたえアップ。

サンマ缶トマトシチュー

293kcal

サンマ缶の味がトマトとみそで緩和されてしっくり。青魚を手早く摂れる時短シチュー。

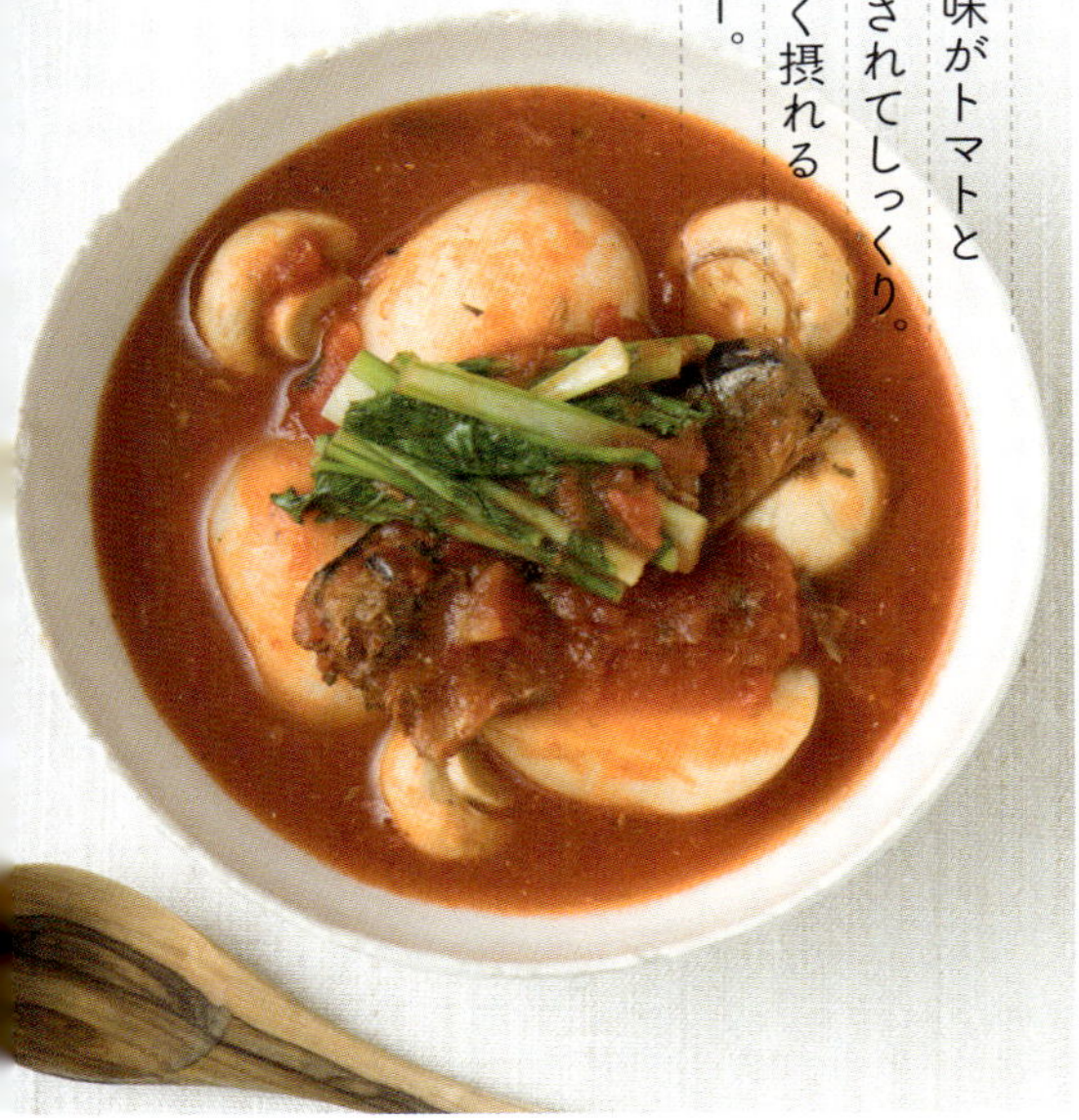

材料（2人分）

サンマの缶詰……1缶（かば焼きなど味がついたものでもOK）
かぶ……4個（2等分し、葉は長さ4cmに切る）
マッシュルーム……1パック
トマトの水煮缶詰……400g（細かくつぶす）
みそ……小さじ2　白ワイン……大さじ1

作り方

1 鍋にサンマの缶詰を汁ごと入れ、かぶ、マッシュルーム、トマトの水煮、白ワインを加えて火にかけ、2〜3分間煮立たせた後、みそとかぶの葉を入れてひと煮立ちする。

Dr.奥田のやせナビ

青魚、きのこ、緑黄色野菜を鍋ひとつで手軽に摂れるから、夜食にも最適。

イワシ缶すき煮

195kcal

イワシ缶のうまみに、まいたけと春菊の香りがマッチ。

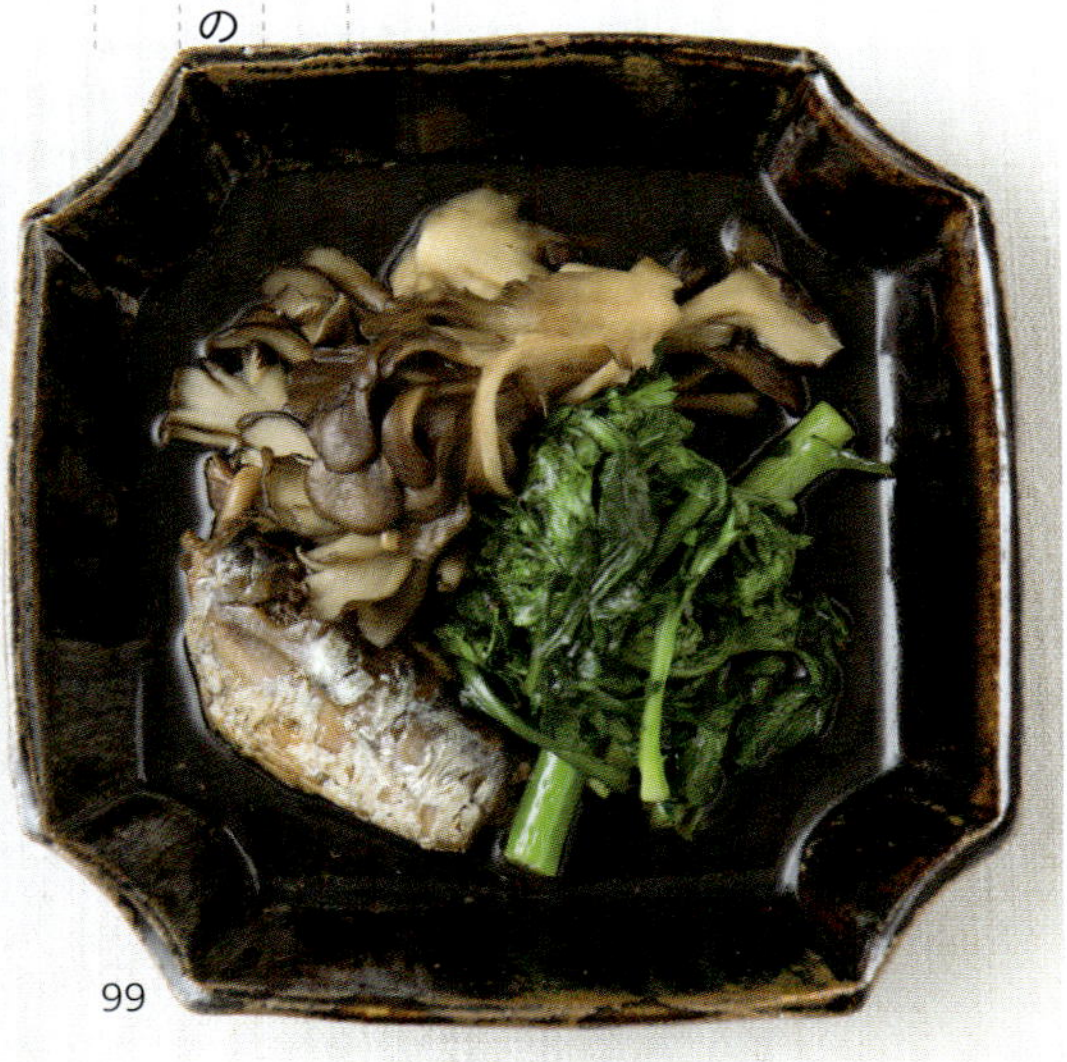

材料（2人分）

イワシの缶詰……1缶（イワシの煮つけでもOK）
まいたけ……1パック（ざっくりほぐす）
春菊……100g（長さ半分に切る）
A
- 酒……大さじ2
- しょうゆ……大さじ1と½
- みりん……大さじ½
- 砂糖……大さじ½
- 水……½カップ

作り方

1 鍋にAとイワシ缶を煮汁ごと入れ、煮立ったらまいたけと春菊を加えてひと煮立ちする。

Dr.奥田のやせナビ

春菊は緑黄色野菜の中でも食物繊維やカルシウムが豊富な栄養野菜。

内臓脂肪を落とす食材 6

脂質の少ない食材

こんにゃくや寒天、もやしなど
脂質が少なく食物繊維の豊富な食材を
日々のレシピに上手に取り入れれば
脂肪の摂り過ぎを防げます。

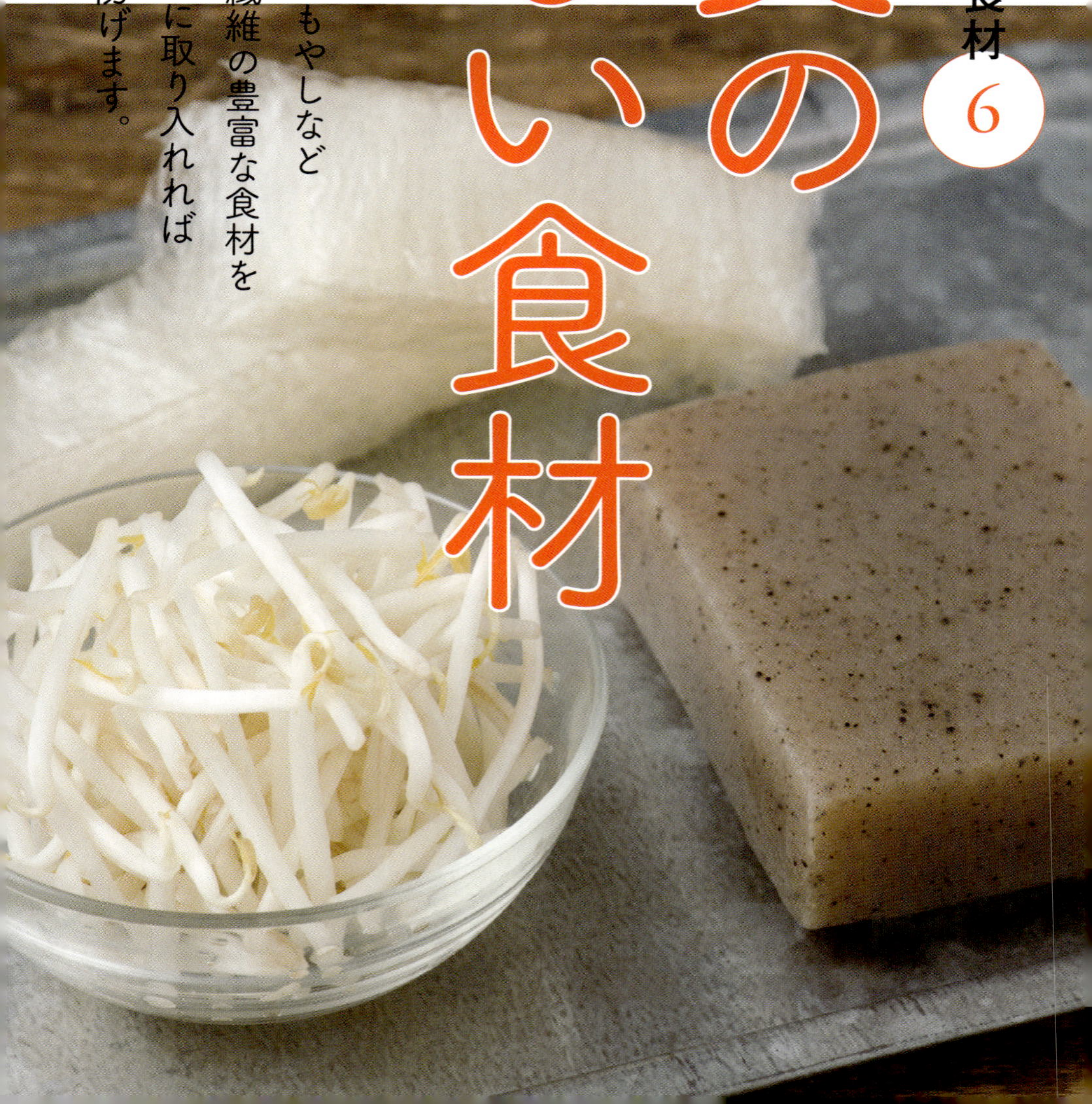

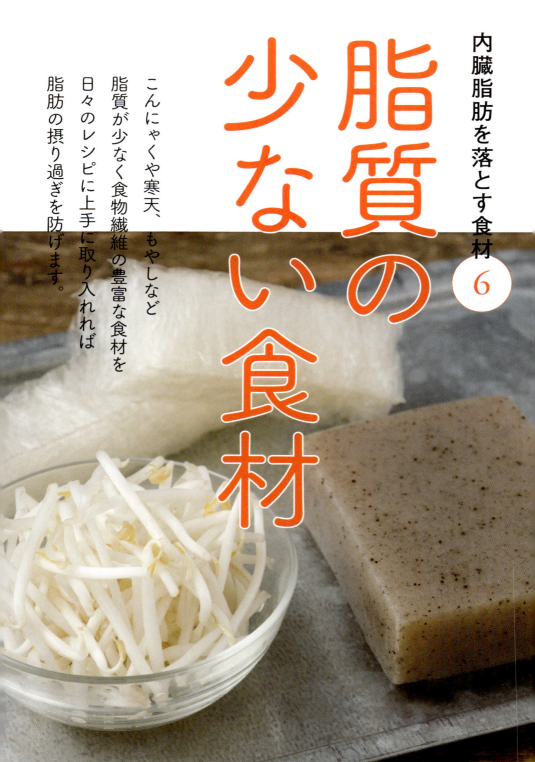

脂質ゼロで食物繊維が豊富な こんにゃくと寒天

内臓脂肪の元になる脂質の多い食材を食べ過ぎなければ、ぽっこりしたメタボ腹になることもありません。

脂肪の蓄積は貯金と同じで、収入と支出のバランスで決まります。脂肪の元になる脂質の少ない食材を摂れば、必要以上に脂肪がつくことはないはずです。

例えば、**こんにゃくや寒天は、脂質ゼロの食材**です。

しかも、どちらも**食物繊維が豊富なので、内臓脂肪の蓄積を防ぐのに役立ちます。**

イモが原料のこんにゃくは、95%以上が水分ですが、食物繊維が豊富で、カルシウムやカリウムなど各種ミネラルも含まれています。

テングサやオゴノリなどの海藻が原料の寒天は、乾燥した状態では80%も食物繊維を含んでいるので、便通の改善に役立ちます。また、お腹の中で水分を吸収して膨らむので、食べ過ぎを防ぐのにもおすすめの食材です。

脂質ゼロではありませんが、野菜も低脂肪な食材です。

例えば、大豆もやしは90％以上が水分で、１００g中に脂質は１・５gと微量ですが、各種アミノ酸が３３００㎎も含まれています。

また、食物繊維をはじめ、カルシウムやカリウムなどのミネラル、ビタミンB_1、ビタミンC、葉酸なども含まれています。

もやしのように低脂肪でも栄養素を補うことができたり、こんにゃくや寒天のように内臓脂肪を落とすのに役立つ食物繊維が含まれている食材を、日々の食事のメニューに賢く取り入れるのがポイントです。

脂質が少ない食材のエネルギーと食物繊維の含有量

食材	カロリー（kcal）（100ｇあたり）	食物繊維総量（g）（100ｇあたり）
ところてん	2	0.6
寒天	3	1.5
卵（卵白）	47	0
こんにゃく	6	2.9
しらたき	6	2.9
じゅんさい	5	1
ふき	11	1.3
みつば	18	2.5
もやし（緑豆）	14	1.3
絹ごし豆腐	62	0.9

（文部科学省食品成分データベースより）

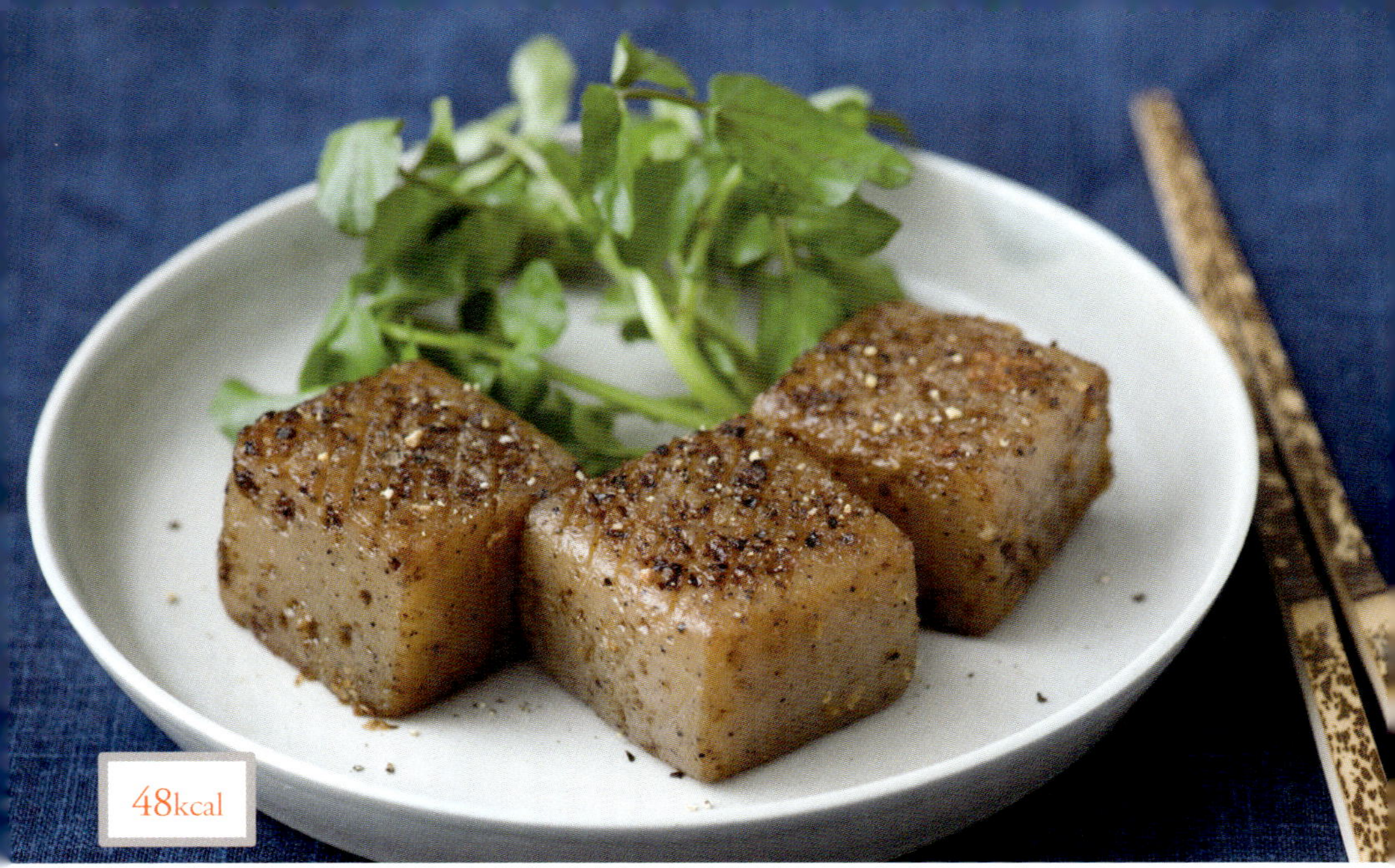

コロコロこんにゃくステーキ

低脂肪で不溶性食物繊維が豊富なこんにゃくは内臓脂肪を落とす強い味方。しっかり下味をつけてから焼くことで味気ないこんにゃくが食べ応えのあるメインディッシュのステーキに！

材料（2人分）

こんにゃく……1枚（1幅5mmの格子状に浅い切り目を入れてから、3cm角に切る）
クレソン……1束
オリーブ油……大さじ½
粗びき黒こしょう……少々
A おろしにんにく……1かけ分
A しょうゆ……小さじ2
A 酒……小さじ1

作り方

1 こんにゃくを塩もみしてからゆで、ザルにあげて熱いうちに**A**をまぶす。

2 熱したフライパンにオリーブ油をひき、水気を拭いた1のこんにゃくを入れてこんがり焼き、1のつけ汁を戻して煮からめる。

3 皿に盛りクレソンを添える。仕上げに粗びき黒こしょうを振る。

Dr.奥田のやせナビ

切り目を入れたこんにゃくに下味をつけることで、味がしみて臭みが消え、美味しくいただけます。

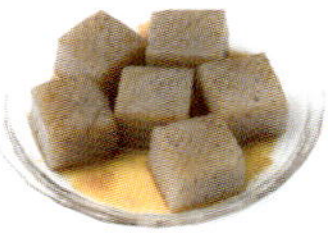

寒天サラダ

材料（2人分）

棒寒天……1本（2～3等分に折り、たっぷりの水に30分間ほど浸す）
きゅうり……1本（ブツ切り）
レタス……¼個（大きくちぎる）
プチトマト……6個

A
- 白ワインビネガー……小さじ2
- おろし玉ねぎ……小さじ1
- 塩……小さじ¼
- しょうゆ……小さじ¼
- こしょう……少々
- オリーブ油……小さじ2

作り方

1 水に浸した棒寒天の水気を絞り大きめにちぎり、きゅうり、レタス、プチトマトと合わせて器に盛り、よく混ぜたAをかける。

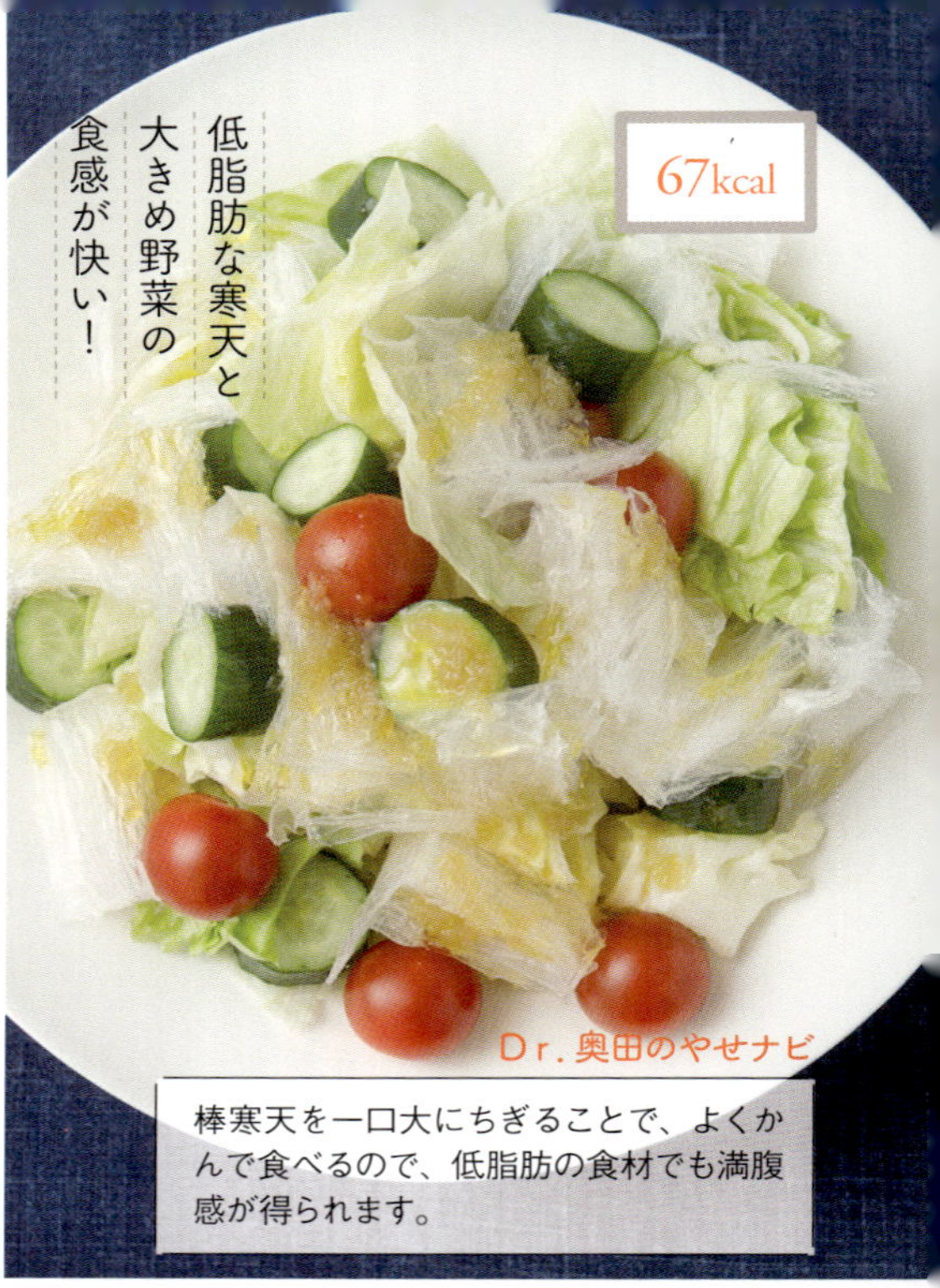

低脂肪な寒天と大きめ野菜の食感が快い！

67kcal

Dr.奥田のやせナビ

棒寒天を一口大にちぎることで、よくかんで食べるので、低脂肪の食材でも満腹感が得られます。

もやしのおかか和え

材料（2人分）

もやし……1袋

A
- 削り節……2パック
- しょうゆ……小さじ1

作り方

1 耐熱ボウルにもやしを入れ、ラップをかけて600Wの電子レンジで3分加熱。

2 水気を絞り、Aを加えて和える。

Dr.奥田のやせナビ

電子レンジで加熱した時に出るもやしの水気をしっかり絞ることで、歯応えがよくなります。

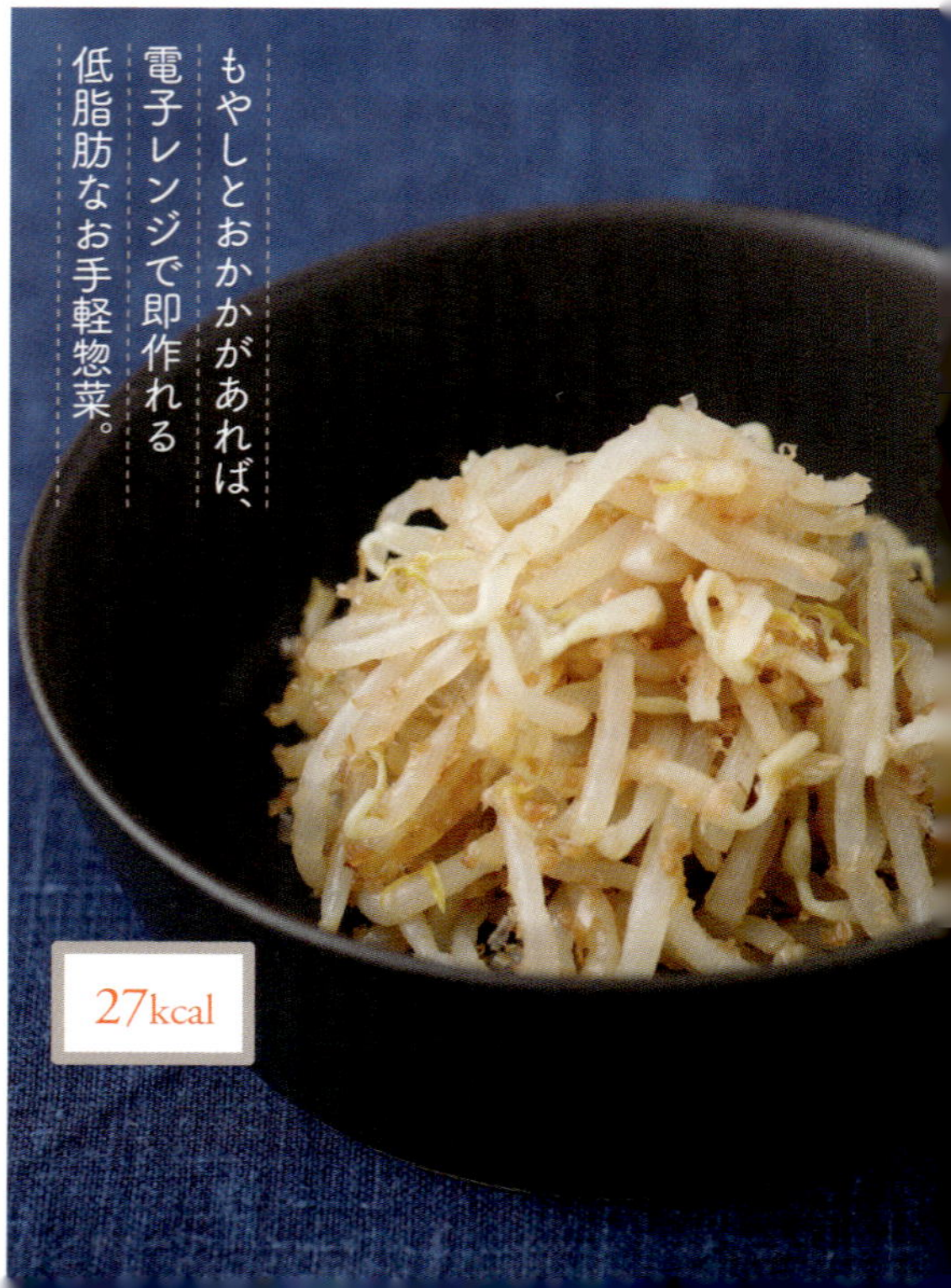

もやしとおかかがあれば、電子レンジで即作れる低脂肪なお手軽惣菜。

27kcal

内臓脂肪の新常識

腰痛、便秘、頻尿、逆流性食道炎……。
そんな気になる不調の原因も、
実は内臓脂肪かもしれません！
飲酒や喫煙と内臓脂肪の関係や、
揚げものでも油分を減らせる秘訣など、
内臓脂肪の「新常識」をご紹介します。

新常識

1

唐揚げや天ぷらより油が多いのはフライ

油の多い揚げものは、衣が厚いほど油を多く吸うので、内臓脂肪をため込む原因になります。例えばパン粉をたっぷりつけるとんかつのようなフライは、揚げると130キロカロリーもの油を衣が吸ってしまいます。**油の摂取量は、フライ>天ぷら>唐揚げ>素揚げの順に少なくなります。**また、食材を薄く細かく切るほど、表面積が大きくなり、油を吸う量も増えます。揚げものを作る時は、大きめに切った素揚げにすると、油分の摂取量を減らせます。

新常識

2

ワインも例外でなく飲酒は脂肪を増やす

「ワインは内臓脂肪がつきにくい」とよくいわれますが、これは赤ワインのポリフェノールを毎日40㎎ずつ魚に与えたら内臓脂肪の蓄積が抑えられたという論文に基づく説です。ただ、魚の実験データを体重60kgの人間に置き換えると、赤ワインを毎日約3本以上飲まなければならない計算になります。飲酒量が多いほど、肝臓で分解される際に中性脂肪が増えますし、肝臓そのものにも負担がかかります。**どんなアルコール飲料でも内臓脂肪をためるホルモン分泌を促す**ので、ワインを飲んでいれば安心というのは大きな誤解です。

新常識

3

内臓脂肪の圧で胃酸が逆流

「食べて少したつと、胸焼けが……」最近急増している逆流性食道炎も、内臓脂肪が原因かもしれません。**内臓脂肪がたまると、その圧で胃の蠕動《せんどう》運動が妨げられ、胃酸が食道に逆流してしまうのです。**胃は胃酸に耐えられますが、食道は強烈な酸性の胃酸に弱いので、胃酸が脂肪に押されて逆流してくると、胸焼けなどの症状が起こります。

新常識

4

ポッコリお腹が腰痛を引き起こす

内臓脂肪がたまってお腹がポッコリせり出してくると、体がバランスをとろうとして背中が反り返ったり、逆に猫背になったりします。すると、背中や腰回りの筋肉に負担がかかり、腰痛の原因になります。腰痛があると、運動不足になりやすく、ますます内臓脂肪がたまることになって、さらに腰痛が悪化するという悪循環に陥ります。

新常識

5

しつこい便秘は内臓脂肪のせいかも

お腹に内臓脂肪がつき過ぎると、臓器と臓器のすき間も脂肪でぎっしり埋まってしまい、腸がのびのびと動けなくなってしまいます。それによって便の排出が滞り、便秘になってしまうことがあります。特に女性は下腹部に子宮や卵巣があり、**その周囲に内臓脂肪が蓄積しやすいため、直腸が圧迫されて便秘になる**ケースがしばしば見受けられます。

新常識

6

膀胱が脂肪で押されトイレが近くなる

「夜中に何度もトイレに行きたくなる……」そんな方は、**膀胱が内臓脂肪で圧迫されて、尿がためにくくなっている**可能性があります。男性の場合は前立腺肥大の可能性もありますが、膀胱が女性より少し上についているため、内臓脂肪がたまると膀胱が上から押されて尿の通り道が脂肪で潰され、頻尿になったり、尿の出が悪くなったりする場合があります。

新常識

7

お酒を飲む時のご飯抜きは逆効果

飲む時はカロリーを気にしてご飯を抜く人がいますが、**炭水化物を食べないと血糖値が上がらず、脳に満腹シグナルが送られません。** アルコールが入ると食欲が高まるので、炭水化物がないとつい脂っこいおつまみや締めのラーメンを食べてしまいがちです。これを避けるには、飲む前におにぎりを1個でも食べておくと、胃も脳も満足して食欲の暴走を防げます。

新常識

8

タバコを吸うと内臓脂肪が増える

「禁煙すると太るのでは？」という人がよくいますが、**喫煙は脂肪を燃やすはたらきのある善玉物質アディポネクチンを減らし、中性脂肪を増やします。** 腹囲とＢＭＩが同じ喫煙者と非喫煙者を比べると、喫煙者のほうが内臓脂肪の面積が平均10㎠も大きいという調査結果もあります。喫煙者はやせて見えても隠れメタボが少なくないのです。

新常識

9

ストレスを受けると食欲が増す

「腹が減っては戦ができぬ」という言葉がありますが、ストレスを受けると、それに対抗しようとして**交感神経が活発になり、食欲を抑えるレプチンの活動が低下し、普段より食欲もりもりになります。** また、ストレスを受けると、穏やかな気持ちを促す神経伝達物質のセロトニンが減るため、セロトニン生成に必要な肉類や甘味類が欲しくなります。

新常識

10

「別腹」は脳が作り出したマボロシ

どんなに満腹でも、美味しそうなデザートが出てくると、つい食べてしまう……。その理由は、**胃の動きを活発にする物質オレキシンが脳から分泌され、摂食中枢から「食べてＯＫ」のサインが出るからです。** これがいわゆる「別腹」のカラクリです。つまり別腹はヒトの大脳が作り出すマボロシなのです。人と違い野生動物は満腹になれば、そこで食べるのをやめます。

奥田昌子

医学博士

特別対談

内臓脂肪をつきにくくする 食習慣の秘訣

藤井恵

料理研究家

医学博士の奥田昌子先生と料理研究家の藤井恵先生が語る、レシピには入っていないけれど、意外と見落としがちな食材や、内臓脂肪をつきにくくする食べ方の秘訣とは？

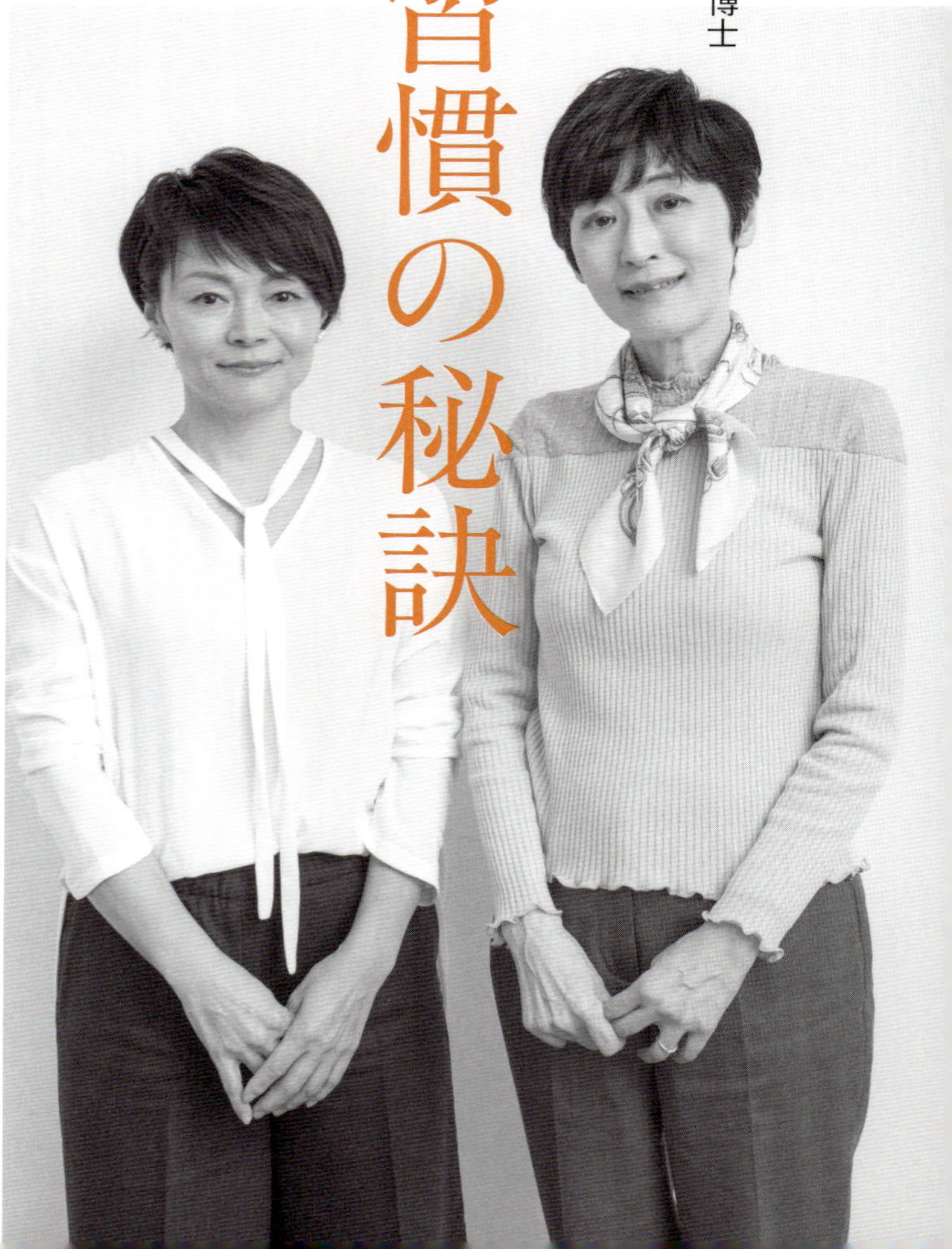

実は内臓脂肪がつきやすい「果物」の盲点

奥田 「お腹がなかなかやせない」という方にお話を伺うと、果物をよく食べていることが多いですね。果物にはビタミンやミネラルなどが含まれていますが、内臓脂肪対策という意味では要注意です。果物には脂肪がほとんど含まれていませんが、日本の果物は糖度が高いですし、果物に多く含まれている果糖は、ブドウ糖と違って、摂取しても血糖値が上がらないので、満腹中枢が働かず、つい食べ過ぎてしまいがちです。**血液に入った果糖はそのまま肝臓に運ばれ、内臓脂肪の材料になる中性脂肪に変わるので、すぐに内臓脂肪が増えてしまいます。**

藤井　果物は柔らかくて食べやすいけれど、少量だけ食べるのがいいですよね。果物を食べ過ぎないようにするためには、例えばブドウなら新鮮なうちに房から離して、ジッパーつきの保存袋に小分けにして冷凍しておくのがおすすめです。冷たいとたくさん食べられませんからね。

奥田　定食や懐石料理の後など、小皿にほんの少しだけ果物のデザートが出てくることがありますが、果物を摂取する目安としてはあのくらいが適量でしょうね。

藤井　アボカドなどはスムージーにすることもありますが、やはり摂り過ぎはよくないんですよね？

奥田　**１００ｇあたりで見ると、アボカドの脂質は脂身つきの豚肩ロースに匹敵します。**スムージーはできるだけ野菜を多めに入れたほうがいいですね。果物の栄養成分の多くは、野菜からも摂れますから。

「体にいい」といわれる食材の落とし穴

奥田　体にいいといわれると、食べれば食べるほどよくなると勘違いしている方がよくいますが、摂り過ぎは禁物です。メタボ健診の数値が要注意の方は、その時点で既に内臓脂肪を増やす食べものを摂り過ぎていることを自覚しないといけません。

藤井　果物以外の食材にも果糖は入っているんですよね？

奥田　果糖は甘味が強く、冷やすと甘みが増すため、「ブドウ糖果糖液糖」として、ヨーグルト、ゼリー、アイスクリームなどのスイーツや清涼飲料水、ノンアルコールビールなどに、広く使われています。気づかずに摂り過ぎている人が多いですね。

藤井　私はヨーグルトをあまり食べないのですが、腸内環境を整えるのにいいといわれていますよね。

奥田　確かにヨーグルトには善玉菌が入っていますが、４００cc入りのヨーグルトを1パック食べても、補える善玉菌はせいぜい40~50億個ほどです。この量は人の腸内細菌全体の０・００５％以下に過ぎないので、焼け石に水なんです。しかも、ヨーグルトから摂取した善玉菌の多くは、生きたまま腸に届いても1週間以内に体外に追い出されてしまいます。腸をきれいにするなら、食物繊維をしっかり摂取して、腸に元から住んでいる強い善玉菌を増やすほうが確実でしょうね。

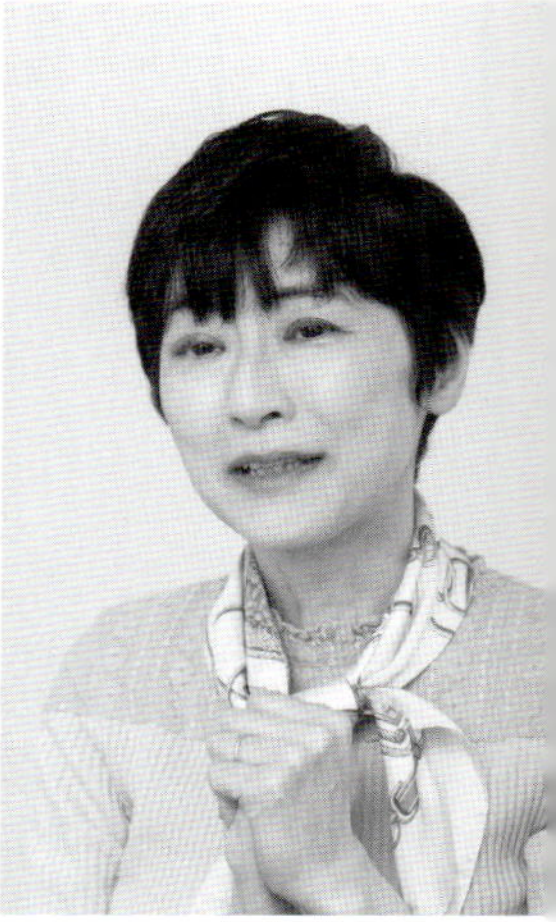

1日単位、1週間単位で帳尻を合わせるのが、内臓脂肪を上手に落とすコツ。 奥田

内臓脂肪を落とす食材の賢い「ストック術」

奥田　遺伝子がまったく同じ一卵性双生児で行った研究では、肥満した人の腸には肥満を招く腸内細菌が多く、やせた人の腸には脂肪をつきにくくする善玉の腸内細菌が多くいました。脂肪をつきにくくする善玉菌は、水溶性食物繊維をエサにして分解し、「短鎖脂肪酸」という内臓脂肪の燃焼を高める物質を作ります。水溶性食物繊維が多い食品を摂取することで、脂肪をつきにくくする菌を増やせます。

藤井　私は10年近く前から、水溶性食物繊維が多い海藻や山いも、納豆などのネバネバ食材を毎日意識してたくさん摂るようにしています。おかげでお通じもいいし、風邪などもひかないですね。

奥田　そうした毎日の積み重ねがとても大切です。内臓脂肪の多い方でも、3か月くらいかけて内臓脂肪をある程度のところまで落とすと、脂肪をつきにくくする菌が増えるので、よい循環ができて、さらに太りにくくなることが期待できます。また、腸内環境を整えることで、免疫力を整える効果があることもわかってきています。

藤井　食物繊維の多い食材をいつでも食卓に出せるように常時冷蔵ストックしておくと、3〜4日は持つので便利です。野菜は下ゆでにして、カットわかめは戻して、海藻は戻しておくと、サラダにトッピングしたり、おみそ汁に入れたりして、毎日手軽にいただけます。きのこ類も酒蒸しにして水気を飛ばすと、かさが約半分に減って香りも立つのでムリなくたくさん食べられますし、冷蔵庫の省スペース化にも役立ちます。

いつ食べれば内臓脂肪を効果的に落とせる?

藤井　うちは子どもが大きいので、朝ぐらいしか家族そろって食事をする時間がとれないのですが、食べる時間によって太りやすい時間帯があったりす

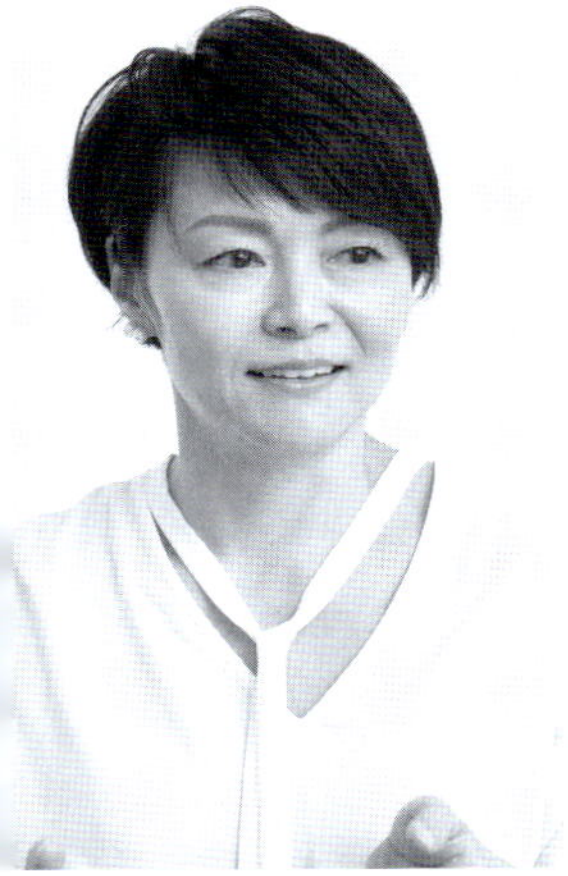

るのでしょうか？

奥田　朝食を抜くと太りやすいという説がありますが、日本で朝食を摂る習慣が庶民にまで広がったのは意外と歴史が浅く、江戸中期頃といわれています。照明用の菜種油が普及して夜遅くまで活動できるようになり、食事を朝昼晩摂る生活に変化しましたが、それまでは1日2食が一般的でした。人の体がわずか300年で大きく変わることはないので、朝食を抜いただけで太って不健康になるとは考えにくいです。

藤井　夜遅くに食べると太るともよくいわれますよね？

奥田　遅い時間に食べると太りやすいという説も、正確なところは明らかになっていませんが、どんな時間に食べても100キロカロリーは100キロカロリーです。脂肪も貯蓄と同じで、差し引きして残った分しか脂肪になりません。夜遅い時間に食べて太るとしたら、家事や仕事などから解放されて脂っこいものや甘いものを余分に食べている可能性があります。夕方におにぎりを食べておくと、素早くエネルギーになりますし、満腹中枢が満足するので、夜遅くにドカ食いする反動が起きにくく、食べ過ぎを防げます。

藤井　朝食に食物繊維をたっぷり摂ると腹持ちがよいので、昼食を食べないこともあります。仕事柄、料理の試食をすることが多く、空腹を感じる時間が少ないので、休日は意識的にお腹を空かせる時間を作るようにしています。常に満腹な時間が長く続くと、体調にも影響が出てきますからね。

奥田　藤井先生はご自分の食べられた量を意識して、差し引きの調整をうまくしていらっしゃるんですね。それは素晴らしいことです。もし週末に食べ過ぎたら、休日は食事を減らすとか、先週は食事会や飲み会が続いたから、今週は軽めの食事を作ろうとか、1日単位、1週間単位で帳尻を合わせるのが、内臓脂肪を上手に落とすコツです。

水溶性食物繊維が多い食材を毎日意識してたくさん摂るようにしています。　藤井

奥田昌子（おくだ　まさこ）／監修

内科医。京都大学大学院医学研究科修了。京都大学博士（医学）。博士課程にて基礎研究に従事。生命とは何か、健康とは何かを考えるなかで予防医学の理念にひかれ、健診ならびに人間ドック実施機関で20万人以上の診察にあたる。大手メーカー産業医を兼務。著書に『欧米人とはこんなに違った 日本人の「体質」』（講談社）、『内臓脂肪を最速で落とす』（幻冬舎）、『実はこんなに間違っていた！日本人の健康法』（大和書房）などがある。

藤井恵（ふじい　めぐみ）／著者

料理研究家、管理栄養士。雑誌やテレビなどで幅広く活躍し、著書も多数。ジャンルを問わず、素材を生かしたシンプルでセンスあふれるレシピが人気。『藤井恵さんの体にいいごはん献立』（学研）、『体がよろこぶ！ 藤井恵の豆腐レシピ』（世界文化社）など、おいしさはもちろん、「体によい」料理が評判。日本テレビ系列「キューピー3分クッキング」にレギュラーで出演中。

最速お腹やせレシピ

ぽっこりの最大の原因は内臓脂肪！

2019年5月23日　第1刷発行

監　修　奥田昌子
著　者　藤井恵
発行者　鉄尾周一
発行所　株式会社マガジンハウス
　　　　〒104-8003
　　　　東京都中央区銀座3-13-10
　　　　書籍編集部　☎03-3545-7030
　　　　受注センター　☎049-275-1811

印刷・製本所　株式会社千代田プリントメディア

©2019 Masako Okuda,Megumi Fujii, Printed in Japan
ISBN978-4-8387-3041-4 C2077

乱丁本・落丁本は購入書店明記のうえ、小社制作管理部宛てにお送りください。送料小社負担にてお取り替えいたします。ただし、古書店等で購入されたものについてはお取り替えできません。
◆定価はカバーと帯に表示してあります。
◆本書の無断複製（コピー、スキャン、デジタル化等）は禁じられています（ただし、著作権法上での例外は除く）。断りなくスキャンやデジタル化することは著作権法違反に問われる可能性があります。

マガジンハウスのホームページ　http://magazineworld.jp/